中風復康
自我 鍛鍊

楊志恆 編著

萬里機構·萬里書店 出版

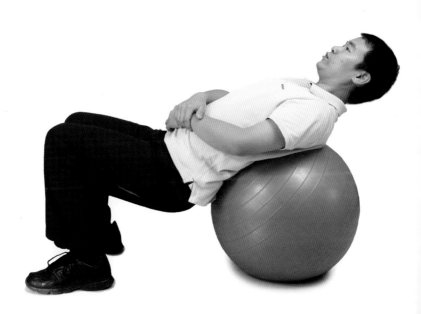

序

　　認識楊先生已經十多年了，我很欣賞他對腦神經病患復康方面的熱情，他不斷提升自己的治療技巧及觀摩不同的治療手法，以協助更多的患者。除此之外，楊先生亦將他的知識與公眾分享，包括編寫中風書籍及為本港和國內的醫護人員提供培訓講座。我很高興知道他完成了第二本的中風著作，因為我以前也曾寫過四本書，所以十分明白當中的艱辛⋯⋯

　　市面上有不少關於中風的書籍，只有小部分詳盡解釋中風後的護理及運動。透過這本書，相信讀者可以更加了解物理治療運動並從中得益，亦希望中風患者在肢體復康上可以有更多、更快的進步。

　　別浪費時間了，快打開這本書練習吧！

劉兆安
物理治療師
香港物理治療師協會主席
2012年2月

自序

「你已到達平台期了，往後進步空間不大……」

「你中風已很久，錯過黃金期了，再做（治療）落去都無意思！」

　　這些句子都是不少中風患者在參與治療一段時間後所聽到的說話，確實令人心傷。現在人人都愛說「黃金期」，中風後過了某些年月，肢體仍是差不多，沒有進步就是「黃金期終結」、「到達平台期」，像是永不翻身似的，不過希望你看完本書後，懂得用另一種心態去解讀這些話：

　　　　終結亦是另一個開始。

　　現在的進步不大，可能就是因為他已好好地掌握現在已學到復康運動了，這時需要的是一些新的方法，學習新的技巧，去喚醒一些沉睡了的肌肉。就正如你已熟練武功秘笈第一式，現在是時候揭開秘笈的第二式、第三式去練習了。又如運動員一樣，中風患者都需要不斷挑戰自己，把握好舊動作的同時，再嘗試跳到新的、具挑戰的動作訓練上，才會看到進步的曙光。

　　治療師與患者應該是互動的，因為復康是一個雙向的溝通過程，肢體始終是屬於患者的，患者會比治療師更明白活動時有什麼困難，什麼地方可以受控制和不受控制。中風後肢體控制的感覺、難度只有患者最清楚知道，治療師就用不同的方法，再配合患者身體狀況去激發其潛能，找出患者的缺點，然後作出修正。

只有在這種互動下復康，才能看到進步的希望。所以我在書中會簡介一些肌肉活動的術語，以便患者、照顧者和治療師更易溝通。

縱使有差不多的活動困難，但每個中風患者都是不同的，無論是受損程度、性格、體質、動力等，所以患者更需要與治療師溝通，而治療師亦會體會個別患者不同的需要和進度，去提供合適的治療。即使復康路是漫長，但仍希望看到一點一點的進步。

今次是自己第二次寫中風書了，上一次《中風康復鍛鍊手冊》已涵蓋了很多復康治療技巧，今次我反而想強調患者在家中可以自己主動做、或在家人協助下做的簡單復康訓練，慢慢由治療室走回家居及社區，並介紹最新的復康科技及給照顧者一些照顧及自我保健的貼士。

希望患者及照顧者們不要放棄，記着「終結亦是開始」，只要有刺激，四肢狀態仍佳的話，「黃金期」其實每天都可以再自創，進步仍是有可能的！

書中內容如有未盡完善之處，還請大家多多賜教。最後我想藉此機會感謝與我一同成長、學習的中風病友！

目錄

Chapter 1

神經重塑
與中風復康

案例分析

當我們聽到別人説「我根本不懂做這工作」時，很多時都會安慰他説：「你一出世就識做咩？」，那就是説除了與生俱來的一部分原始功能外，我們的一生都在學習、熟習新的知識和技巧。

我們能如常活動是因為由嬰兒時代到現在，都不斷在學習、修正、深化每種技能，例如不斷試步行、跌倒、再起來，直至懂得步行為止。之後又會嘗試跳躍、跑步等更高階的動作。與其説中風「復康」，倒不如説中風患者就像嬰兒一樣學習、修正每個活動功能。所以我常對患者説，與其説自己是在「復康」，不如説自己在「學習」，而我的工作是「教師」、「教練」。

大家以往都認為，腦部是一部複雜而不可維修、改變的機器，左腦運動區控制右邊肢體，右腦運動區控制左邊肢體等等，一旦中風了，腦部負責的功能便會隨之失去，不能恢復。不過讓我們先看看這個故事，了解腦部是如何適應失去某部分的巨變：

只有半邊腦袋的尼高

尼高(Nico)在兒時是嚴重的癲癇患者，當時醫生建議將尼高的右邊腦袋切除以控制癲癇。手術後，尼高繼續進行肢體訓練、生活訓練，雖然現在左側的肢體仍有輕微不方便，但他已經可以溝通、用電腦畫圖、並通過電腦的協助上學了。[1]

手術後，尼高是一個只有半邊腦袋的人，按常理他應該會終生殘廢，永遠在床上受人照顧，並不能學習和溝通，但奇怪的是，他的功能恢復得不錯，透過訓練使腦部重新分配工作區域，即使只得一邊腦，全腦要負責的功能都可以承擔。

看完尼高的例子，可能你會有以下的質疑：

- 尼高只是個小孩，還可以發育，潛能無限，所以他能復康至現時水平實屬正常。但又怎同中風患者呢，他們的腦部已完全發育了，不能再轉變了！
- 尼高只是個個別例子吧，楊先生你的論據未免太薄弱了吧！

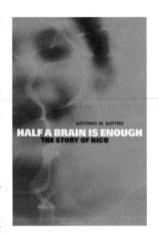

那麼就看看針對成年中風患者的研究吧：

Thickbroom團隊在2004年找到十七位中風患者參與試驗[②]，當中有人中風已達廿三年之久。Thickbroom團隊利用臨床試驗（例如手握力、Motor Assessment Scale for Stroke活動量表）及穿顱磁刺激，以確定參加者的上肢功能及腦部有關上肢活動區域的活動程度及幅度是否有關。經過目標為本的上肢訓練，他們再一次利用以上的測試工具去量度患者的康復程度及腦部有關上肢活動區域的分佈。

結果發現訓練前，所有患者的患側上肢區域與健側比較都呈現移位或縮小的情況。

在訓練後的測試中，十位患者的區域移位情況可以回復正常，而臨床的手部功能測試亦有進步。另外七位患者手部功能亦得到改善，雖然區域移位未恢復至正常，但亦發現區域有擴大的現象。由此可見，訓練而造成的功能改善可以反映於手部功能的進步，及腦內上肢活動區域的轉變。

簡而言之：

- 中風後由於活動受限等因素，腦內對應上肢活動的區域會呈現移位或縮小（訓練前的測試結果）
- 經過訓練後，這區域會出現變化，例如可以回復相似健側的區域分佈，或者區域擴大（即增加了神經連接）
- 這些改善（手部功能、手握力及腦內區域的正常化）與訓練是有關的

所以不是只有小孩或者年青的病人才會有進步，愈來愈多的證據顯示[3]，即使是中風多年後，如果有適當的訓練，腦部是會進行重塑，使控制該活動的面積增加，令控制更容易，達到改善功能的效果。

亦有一些患者在中風後，腦部造影顯示腦袋大面積地壞透了，但經過一段時間的學習、練習，他們仍可重拾某些功能，甚至還在不斷進步。每次覆診時，醫生看到造影影像，再看看患者的進步（例如可以慢慢步入診症室）時，很多時都會感到驚訝，為何會有這個情況？

參考文獻：

1. Posner, M. I. & Rothbart, M. K.（2001）. The Neuroeducation of Nico - Dana Foundation. Retrieved January 26, 2012 from http://http://www.dana.org/news/cerebrum/detail.aspx?id=1804

2. G. W. Thickbroom, M.L. Byrnes, S.A. Archer, F.L. Mastaglia (2004). Motor outcome after subcortical stroke correlates with the degree of cortical reorganization Clinical Neurophysiology 115 (9): 2144-2150

3. B.B. Johansson (2000). Brain Plasticity and Stroke Rehabilitation The Willis Lecture Stroke 2000 (31): 223-230

另闢復康路

沒錯，腦細胞死了便不能再生，但腦部仍有很多地方未被使用及開發的。就正如某公路因為山泥傾瀉而中斷了，修路工人仍可以在旁邊開鑿另一條繞路，令交通恢復。我們要集中的並不是要令「死了」的部分復活，而是如何像尼高一樣，開出一條新的路徑，再去完成不同的動作、功能。

再以公路作比喻，一個國家的交通是否方便，並不在於某一條公路的長短、闊窄，而是在於公路之間能否互相連結，以貫穿整個國家的交通網。腦的體積與功能未必是成比例的，反而腦內神經細胞的連結是否強大，才是功能的決定因素。而學習（當中還包括成功、失敗、反覆練習），就是建立連結工具。

所以我對該位腦部大面積受損，但治療後仍有進步的患者並不感到奇怪，第一因為腦造影未能細緻地看出患者腦神經的連結（這是較微觀的轉變），只看到較大、較宏觀的結構。另外，由於腦部是一個十分有彈性的器官，透過訓練後可以重新塑造自己，以達到更佳的功能，應付更多的挑戰。

所以如何造出新的連結，如何使這些新連結變得更穩固，才是中風復康要處理的問題，這亦使中風患者可以重新得到動力，而不是只顧「哀悼」或嘗試「叫醒」、「刺激」那些死了的腦細胞。

「終結亦是另一個開始」，向前看，為腦部「重新鋪線」（Re-wire）、使神經「重塑」才是應對這巨變的方法！

如何重塑？

集中，而且針對性地大量重複練習，是重塑的關鍵。

以學習踩單車為例，一開始我們會戰戰兢兢，害怕跌倒，所以動作會很不協調，要時常提醒自己不要跌倒及保持前進。期間亦會失平衡而跌倒，但經過反覆的練習後，踩單車漸漸變成毋須思考得太多的活動，進而可以一邊踩單車，一邊看風景或與人交談。

以神經的角度去分析，當開始學踩單車時，某組的神經細胞會同時發出訊號，並互相溝通、連結，使你可以做出踩單車的動作。這些連結一開始時並不十分穩固，所以當你分心或者前面有突發事件時，那些連結便可能失效，使你失平衡跌倒。當經過反覆練習後，控制「踩單車」這件事工的神經群組會連結得更強、更有效率，所以到最後你可以一邊踩單車，一邊看風景，即使前面突然有車停下來，你亦可以輕鬆避開。

學習與重塑

中風後未死亡的腦細胞其實都是沿用這個機制去學習，這是腦部與生俱來的能力，不論老幼，這也是推動人類進步的功臣。所以要「重塑」，首要的是要嘗試活動肢體(試騎上單車並踩動腳踏)，之後就是集中練習某些動作(找個空曠的地方學踩單車，減少突發事件的機會)，然後是不斷的練習，直到最後重複到自己掌握到動作(在普通的路上踩到單車、可以與人交談、看風景)為止。

治療師就像你的單車教練一樣：

- 開始時提供協助,使動作變得簡單,並去除阻止患者前進的障礙,例如伸展肌肉、鬆動關節(在單車上裝上輔助輪、維持練習時的安全);
- 針對矯正不良的動作(提醒不要過分依賴輔助輪);
- 提供使人較易集中的環境,給予鼓勵(集中練習有助強化腦神經的連結、鼓勵可以使印象加深);
- 將動作連繫到日常生活的功能上(帶學踩單車者到公路實習)

如果你要學踩單車,就要坐在單車上;不可以單單看別人踩單車便學會如何踩單車,世上無人可以替你嘗試推動肢體。再有名、再好的治療師、花再多的金錢都不能代替你的腦袋去叫你的肢體活動。

復康不是被動的過程,不是躺在治療床上,治療師施展一輪法術後患者便可以如常活動,而是主動地去嘗試、集中、練習、失敗、再起、最後達致成功。只有這種「由內而外」的過程才能使重塑變得可能。亦只有憑着這種思想,患者才會進步。積極地走出失敗、廢用、回想過去的死胡同,踏上「成功、進步」的高速路。

肌張力的問題

不少中風患者都面對肌張力過高的問題,何謂肌張力?

肌肉本身需要一定的鬆緊度才能發力的,所以即使沒有中風的人都會有一定的肌張力。但肌張力過高或過低,就會出現問題:肌張力過高時,肢體會向某個方向屈曲、強直。而肌張力過低時,肌肉則會萎軟無力。合適的肌張力應該是「既可以支持身體,又不妨礙肢體活動」。

針對患者肌張力過高的問題，一般都會以拉筋、使用硬式支架或利用針灸、推拿去處理。這些方法的確可以暫時處理肌張力過高的問題，因為過去已有研究指出，長時間低重力的牽拉可以將肌肉拉長，而推拿針灸後血液循環較佳，肌肉亦會較之前鬆軟。但奈何治療後肌肉只能放鬆一段時間，每當患者進行用力的動作、打呵欠時，過高的肌張力便再回來了。針對一些肌張力極強的患者，一些醫生亦會建議在某些肌張力過強的肌肉注射「肉毒桿菌」（botox），但療效可能只維持數個月，如果不配合適當的肢體訓練，肌張力亦有機會回到以往的高水平。

為何會出現肌張力呢？

這有時是因為近端例如肩膊、腰、髖等地方的肌肉乏力，而其他遠端的肌肉則用力收縮去補償，就會出現肌張力過高的問題。或者用另一個說法，高肌張力是來源於近端肢體乏力（肩、腰髖部等），而遠端、較易控制的肌肉（手指、小腿等）則拼命出力協助，此等力量一出，就掩蓋了其他肌肉的活動，造成中風者常見的「手曲腳直」姿態，完全沒有實際功能，甚至影響步行、抓握等動作。此外，一些較大塊但緊的肌肉（例如肱二頭肌）亦會拉扯着較為遠端的肌肉，使遠端（例如手指肌肉）只能向某一個方向活動，造成「手緊」的情況。

另外，亦有人指出，肌張力過高是源於腦部受傷後，失去了對肌肉張力的抑制作用，使肌張力升高而收緊。當有動作輕微牽拉到肌肉時，肌肉便感到這是過分的牽拉，於是向發出「我快斷了，不要再牽拉了、快收縮！」的求救訊號。

最後，肌肉為了保護自己便持續收緊，以免被扯斷，造成「收

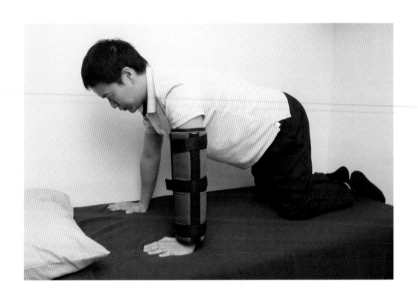

緊—不容許任何的牽拉—再收緊」的惡性循環。而肌肉在「經常收緊」的狀態下，肌肉本身亦會產生質量變化而變得更缺乏彈性及力量，最後連關節也被鎖死而變得僵硬，肢體要活動便極困難了。

如何改善肌張力問題？

肌張力並不是肌肉過度有力，有時反而是肌肉無力的象徵。要改善肌張力，必須由根源着手，找出乏力的肌肉（通常是肩膊、腰髖部等肌肉），再加以鍛鍊，亦使腦部感受到肌肉的真正拉力，張力高的肌肉才不會愈拉愈緊。

有時會聽到中風患者運動後覺得肌肉「鬆」了，就正是這個道理。因為近端肌肉在活動後得到鍛鍊或喚醒，遠端肢體的肌肉便不用反過來幫忙，更可以騰出來做一些較有功能的活動。

　　肌肉因為有了活動，使腦部可以更準確地評估肌肉的拉力，以致減少向肌肉發出「收緊」訊號，所以肢體在運動後一般是較「鬆」和「好用」。

　　對於已經打了肉毒桿菌的患者，更需要在仍有藥力生效的期間加緊練習肌肉的活動。針藥主要為肌肉、肢體活動創造有利條件，緩解肌肉及關節被肌張力鎖死的局面，但要控制肌張力，還是需要有恒心地鍛鍊，那是被動式治療所不能取代的。所以我常對病人説「苦口良藥」，肢體是你自己的，人們怎都不能幫你去控制它，對嗎？

　　對於肌張力過低的肌肉，可以使用「肢體負重」（weight-bearing）去引發力量。當然，其他手法例如PNF都是可以促進肌肉發力的。

　　治療時亦要有耐心，因為肌肉的力量是需要時間去「谷」出來的，而肌肉剛有力時可能連肉眼都未能察覺，或只是一些抖動，未能強大到帶動全肢體活動，所以需要有耐性練習，亦不必太苛求自己。

　　至於利用肢體負重，尤其是上肢，必須要注意負重量不要過大，並要有足夠的承托（例如支架、氣墊等），以免損害由軟弱肌肉有限地保護的關節。另外，振盪亦有可能會增加肌張力，不過尚待更正式的研究出爐。

Chapter 2

簡單肌肉活動

基本活動

　　想知道如何復康，首先要知道人體關節的活動，知道哪個方向的活動受限，就可以訂立治療的目標和尋找合適的運動方法，也可以促進與治療師的溝通。

　　身體的活動千變萬化，但也可以簡單歸納為以下的活動：

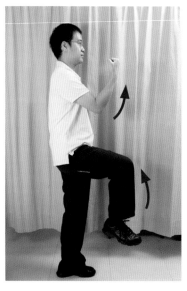 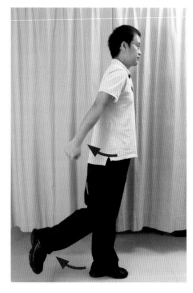

屈
形容在正面時關節角度變小，例如膝關節屈曲、髖關節屈曲、肩關節屈曲等

伸
形容在正面時關節角度變大，例如肩、髖關節後伸，伸直膝關節等

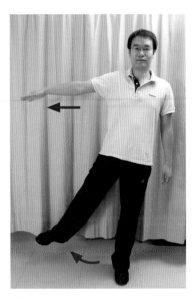

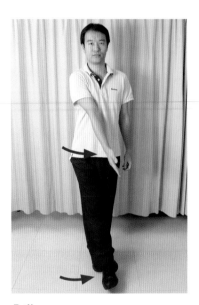

外展
形容肢體往外側提起，離開軀幹

內收
形容肢體往內側收，貼近軀幹

轉動
視乎轉動方向，例如
頭部轉左或轉右

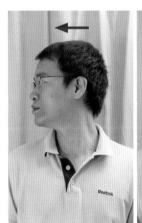

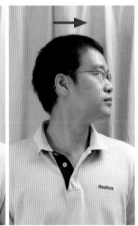

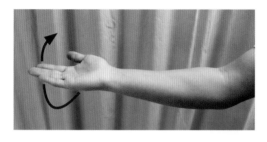

旋前
多用於形容前臂的活動，旋前時手掌會由向後變成向前，使手掌向天

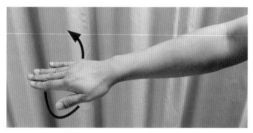

旋後
多用於形容前臂的活動，旋後時手背會由向前變成向後，使手掌向地

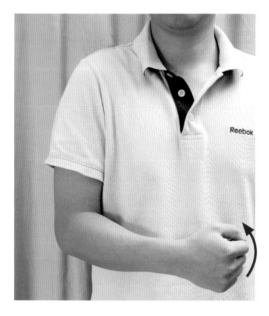

內旋
以肢體為軸心將其轉向身體中線

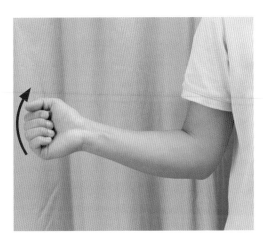

外旋
以肢體為軸心將其轉離身體中線

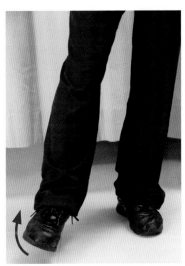

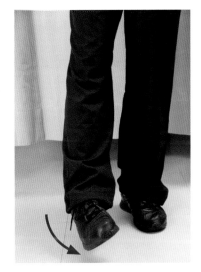

外翻
形容腳掌的活動，外翻時腳外側向外翻起

內翻
形容腳掌的活動，內翻時腳掌傾向中線，中風患者走路時較多呈足內翻的狀態

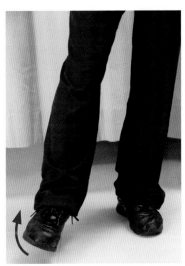

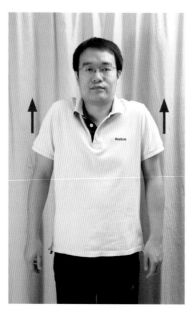 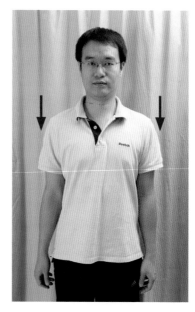

上提
將骨頭向上提起，例如肩胛上提

下降
將骨頭向下壓，例如肩胛下降

　　當然，每個動作都可能是以上幾種活動的總和，所以在運動時，可以先想想改善哪組肌肉再作出針對性的訓練。

身體各主要肌肉介紹

上肢部分

肩袖肌肉

　　肩袖肌肉可謂肩膊的主要穩定肌肉，不少患者中風後肩膊脫位的原因往往就是肩膊肌肉乏力。這些肌肉由於較為深層而難於感覺，所以會被忽略，是時候認識一下它們，並喚醒它們工作了！

名稱	功能
崗上肌 位於肩膊頂部	肩膊外展
崗下肌 位於肩膊之內，肩膊後方	肩膊外旋
小圓肌 位於肩膊後方	
肩胛下肌 位於肩胛前面	肩膊內旋、內收

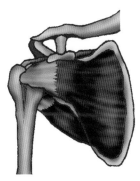 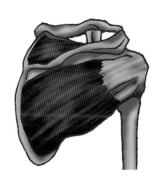

肩膊正面　　　　　　　　肩膊背面

圖片來源：http://drserrick.wordpress.com/2010/02/09/shoulder-impingement-syndrome/

上肢主要肌肉

名稱
三角肌

功能
在肩膊外，呈倒三角形

圖片主要來源：http://www.exrx.net/index.html

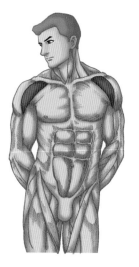

名稱
①三角肌前段
②三角肌中段

功能
①負責肩膊上提
②負責肩膊外展

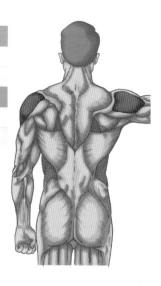

名稱
三角肌後段

功能
負責肩膊後伸

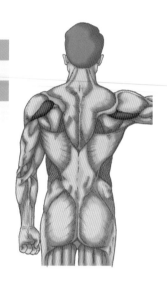

名稱	功能
肱二頭肌群	在前臂，俗稱老鼠仔的位置 屈曲手肘、肩膊上提

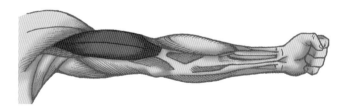

名稱	功能
肱三頭肌	在上臂後方，俗稱「BYE BYE肉」 伸直手肘、肩膊後伸

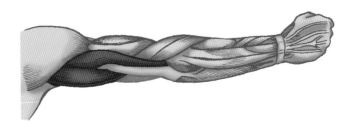

名稱	功能
前臂屈肌群	在前臂手掌的一側，膚色較白的一邊 屈曲手腕、手指

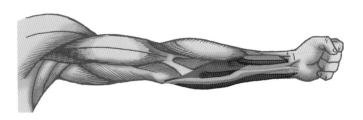

名稱	功能
前臂伸肌群	在前臂手背的一側，膚色較深的一邊 伸直手腕、手指

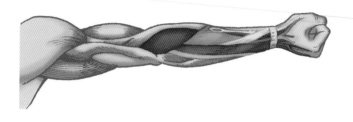

名稱	功能
指間肌、蚓狀肌	於手掌內 協助手指開合、屈曲

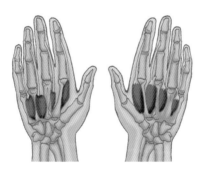

　　抓握需要的不止是前臂屈肌群，前臂伸肌群亦會參與：伸肌群先把手腕提起，形成抓握狀，再由屈肌群進行抓握，否則以手指垂下去取物會較為困難及無力。

下肢主要肌肉

名稱
臀大肌 臀部最豐厚的肌肉
功能
協助髖關節後伸、站立

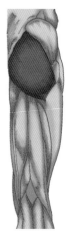

名稱
臀中、小肌 在臀大肌以下
功能
協助髖關節、外展、維持平衡

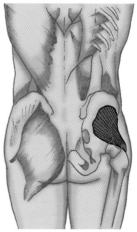
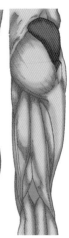

臀小肌　　　　　臀中肌

名稱

股四頭肌群
位於大腿前方

功能

伸直膝部，協助屈曲髖關節

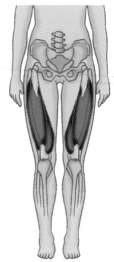

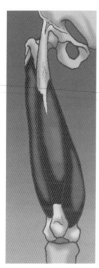

名稱

膕繩肌
位於大腿後方

功能

髖關節後伸、屈曲膝部

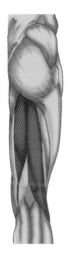

名稱

股內收肌群
位於大腿內側

功能

協助大腿內收

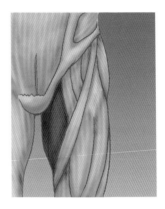

名稱

腓腸肌、比目魚肌
位於小腿後方

功能

協助小腿背屈，例如升起腳跟、協助步行時下肢向前推進

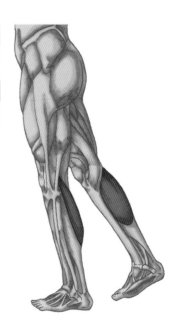

名稱
脛前肌群 位於小腿前側方
功能
負責提起腳掌，防止步走路時踢到地

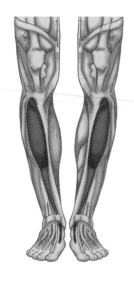

名稱
腹直肌 軀幹主要肌肉名稱
功能
屈曲軀幹

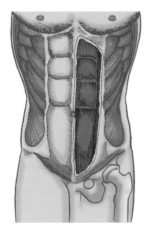

名稱

腹內、外斜肌
位於腹部旁邊，伸延至脊柱及肩胛

功能

軀幹旋轉、穩定軀幹

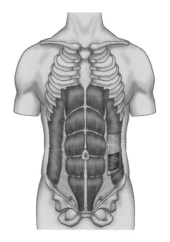

名稱

豎脊肌群
位於脊柱兩旁

功能

伸直軀幹

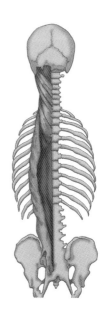

豎脊肌群、腹內外斜肌及腹橫肌對於軀幹的穩定性很重要，雖然叫腹內外斜肌，但其實它們覆蓋的範圍亦遠至脊椎及肩胛骨，所以練好這些肌肉不但令軀幹更穩定，也令肢體更便利。

希望通過以上的介紹，令大家更認識自己身體的活動及肌肉，從而更容易與治療師溝通，以得出更佳的復康成果。

運動訓練原則

被動運動

中風最初都是以肌肉乏力為主，所以知道如何訓練肌肉是十分重要的。一開始時，肌肉可能是完全乏力，做不到任何動作，可以先用「被動運動」協助患肢活動，一方面可以保持患肢肌肉、關節的靈活度，另一方面肢體活動亦能對腦部產生一定的刺激，使患者更能感知自己的肢體。

輔助主動運動

當患者開始能控制某些肌肉時，雖然肢體仍未能有活動，但在仍可以感受到肌肉有一點的自主收縮，那時候便需要使用「輔助主動運動」了。這可以使患者繼續活動以強化肌肉，而由於活動量增加，肌肉的控制會變得更佳。例如在被動運動時，照顧者可以減少一點協助，並且叫患者多嘗試用力，這使誘發患者肌肉的活動變得較容易。

此時由於未見到有肢體的活動，很多患者或照顧者都會否定患者可以控制肌肉，但由肌肉的輕微收緊、跳動所見，肌肉的控制是在恢復的，只不過力量還不夠用來活動肢體罷了。

主動運動

　　患者開始進步後，已不需要別人的協助來完成動作了，此時已踏入可以進行「主動運動」的階段，再進步下去，患者應該可以向某些方向活動肢體，此時重複練習仍是少不了的。肌肉力量的逐漸恢復，肢體的近端甚至遠端都可能會有一定程度的活動，使患者有成功感，但要令肢體有功能，還要繼續鍛鍊，甚至要進行「阻力訓練」。

阻力訓練

　　「阻力訓練」即坊間常說的練力運動、強化運動，是透過使用阻力去增加肌肉力量，就如到健身中心練習器械一樣。這可以增加肌肉的力量，及令肌張力更正常。

　　下圖可綜合以上的各個階段，隨着長時間的訓練，肌肉的力量會因此增加，所以需要往上一級的訓練：

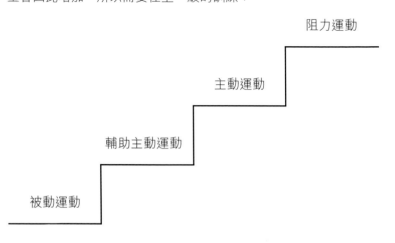

在阻力訓練的範疇內，我們可以用以下原則以達到更佳成效：

超負荷原則

肌肉的力量與耐力的鍛鍊必須超出肌肉平常的負荷以達致進步，所以一些很少阻力甚至無阻力的運動（例如被動運動）不能有效增加肌力

漸進原則

鍛鍊肌肉後，肌肉的力量會有所提升；因此，為了達到超負荷的原則，訓練的負荷必須隨着訓練而增加

針對性

肌肉訓練的計劃與過程，必須針對活動的需求（如使用的肌群），例如步行的站立期時，患肢的膝部不能伸直負重，訓練時便應針對膝部伸直而進行鍛鍊

　　進行阻力訓練時應留意阻力的大小是否配合患者的情況，因為肌肉除了發力外，亦是保護關節的重要組織，如果因為過度負重而引致受傷，不單會拉傷肌肉，更可能使患者的關節負荷增加，長遠可能會造成勞損。

　　最簡單的方法是由淺入深，先試較輕的阻力，如果運動後無任何感覺，下一次可能可以慢慢增加阻力。在阻力運動後如果肌肉有一點痠痛，過幾天便散去的話，那個便是合適的阻力了。

疼痛與疲倦

一般來說，運動後感到疲倦是正常的，而如果患者申訴疼痛，我們可以了解一下那到底是疼痛，還是只是肌肉的痠痛。

在一些阻力運動後，肌肉痠痛是正常現象。可以想像一下，某次進行劇烈運動後的感覺：

通常運動後一兩天最痠痛，再休息一段時間後痠痛便會慢慢緩解。如果患者申訴的「疼痛」都呈這個趨勢，那便不用太擔心，因為這正是到達訓練強度的表現，但若訓練後疼痛久久不散，還繼續惡化，或訓練後立刻呈現紅腫熱痛等情況，則要諮詢醫護人員的意見了。

（如果要處理運動後或由於肌張力增加而引起的肌肉痠痛，可以參考「為中風患者按摩」一文。）

此外，也可以使用一些量表或計分方法(附圖)，以便讓患者更具體講出運動的辛苦程度。一般來說，運動強度到達4分至7分便達到訓練的強度了，如果運動後患者覺得沒感覺，這也許是運動量不夠；如果做完後累得要大休息幾天的話，運動的強度或許需要減輕了。

級別	0	1	2	3	4	5	6	7	8	9	10
運動強度	靜止狀態	非常非常容易	非常容易	較容易	容易	適中	較吃力	吃力	非常辛苦	非常非常辛苦	極度辛苦
	熱身階段				訓練階段				危險階段		

　疲倦是中風後常見的後遺症，因為患者需要比以往更多的腦力、體力去完成我們認為輕而易舉的動作。有時要了解家屬或治療師的命令，可能已經花了不少體力和腦力，更遑論要跟隨指令做動作了。所以在給予機會刺激肢體之餘，也要留意患者的體力是否已經完全透支。

　面對容易疲倦的患者，不應遣責他們「懶、無心機」，而可以將活動分拆；例如由每次做二十下分成每日四次，每次五下，又或者在每天體力最充足的時間才做訓練，這可以減低患者的挫敗感、減少害怕體力不支而拒絕運動的恐懼。如果情況持續，可諮詢醫護員意見，因為一些身體的毛病，例如電解質不平衡、血糖問題等都可以令人份外疲倦。

　　訓練的強度當然很重要，不過趣味性亦可以讓訓練延續，減少沉悶感，使患者不會太早便放棄。我們都希望被稱讚多於被責備，喜歡成功感而不喜歡挫敗感。所以照顧者要做的工作就是保持敏銳觸覺，找出患者最有進步的地方，加以鼓勵，而不是說「又做不到呀！」、「你做不到就不可以去飲茶」等。

　　發掘他人錯誤總比找出優點容易，也許照顧者亦要懂得調節心態去面對患者，甚至整個世界⋯⋯

Chapter 3

中風復康運動

中風對患者的影響

中風後要做復康運動幾乎是所有人的共識，但有愛鬥嘴的患者常與我爭拗：「中風只是我腦袋出問題，為何要做運動？又累又辛苦！」

中風影響患者其實是多方面及累積性的，就如一位前輩所言：由神經科問題逐漸演化到骨科問題。中風的第一天，出事的可能只是腦部，但當住院時間一長、姿勢擺位不良、活動少、臥床多的時候，中風的其他併發症就出來了：痛楚、肌肉萎縮、關節僵硬、壓瘡、肌張力紊亂等，再加上腦部控制患肢的困難等，中風復康便更加困難了。

説回腦部吧，肢體活動對腦部往往是一種刺激輸入，例如關節感受器會將活動的感覺傳返腦部，亦可以激發腦部去輸出對肢體的指令，以及在傳送指令時，加強腦部各區之間的協調性。所以在運動時除了是肢體在動以外，腦袋其實都忙過不停。一些患者在運動時更會感到腦部的血流正在患處增加！

所以運動是少不了的。

另外，做所有運動都是一樣，盡量要以患側肢體用力。以健側手去扶持患側手，可讓患者完成某些動作，但這不是主動訓練，而是被動運動。而且一旦做慣了，要動患側肢體時，腦部自自然然會找健側工作。那不是訓練患者慣於「搭錯線」、令患側肢體控制更難嗎？！

以下各章會介紹不同的運動，亦會使用不同的工具進行，在家居或在治療後都可以試做。

書中所有動作都是供參考，所以在進行運動前患者宜先了解自己的體能及選擇合適而富挑戰性的運動。如果在運動時有任何不適、疑問，請向物理治療師查詢，以避免受傷。

註：書中介紹的運動是以左側無力為例子，右側無力的患者請將運動改為活動右側肢體。

徒手運動

頭面部

除了活動肢體外，頭面部的活動亦不能忽視。我們的眼耳口鼻都在頭上，所以若然加緊活動的話，對進食、聆聽、視覺、平衡等都有一定的幫助。

不少患者都會感到面部麻痺，一方面可能是感覺輸入有困難，另一方面可能是肌肉活動量太少，以致血流不足，導致某區麻痺。由於面部運動會造出很多有趣的表情，所以照顧者不妨帶同鏡子來與患者一起試做，來試試以下的動作吧！

❶ 活動眼睛

待患者的精神稍為回復，眼睛的活動可以早於臥床期間去做，
讓患者活動一下可以活動的地方，避免變得呆滯。

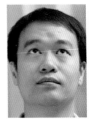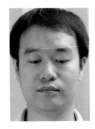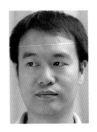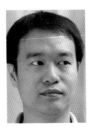

將眼睛向上、下、左、右方向活動，每個方向停留10秒，再放鬆，做下一
個方向，重複5-10次

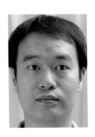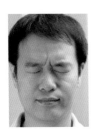

嘗試將眼睛睜至最大，停留10秒，
然後合上，重複5-10次

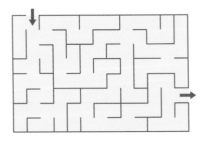

試找一些簡單的迷宮圖，加以放
大，然後以眼睛代替用筆走完迷
宮，這是一個活動眼睛的好練習。

❷ 舌頭活動

不少患者都有進食的困難，進食困難有部分是源於頸部吞嚥肌肉問題，亦有機會是「吞嚥前期」、「咀嚼期」時面部及舌頭肌肉不協調而導致漏出食物、食物積聚等問題，所以舌頭及面部的活動亦很重要。

筆者亦發覺不少患者對活動舌頭感到困難，尤其是正在用鼻飼管的患者，由於他們不用吞嚥，舌頭的活動會變得更陌生，實在有必要活動一下，以預備往後能夠正常進食：

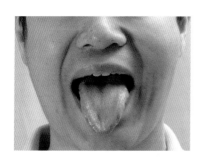

盡力伸出舌頭，然後停留10秒，再收回，重複5-10次

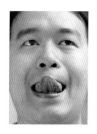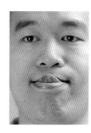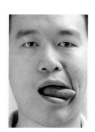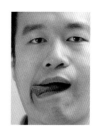

將舌頭往上、下、左、右方向舔嘴唇，每個方向停留10秒，再做下一個方向，每個動作重複5-10次

❸ 面部活動

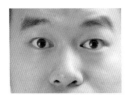

戚眉戚眼
望住鏡子，將兩邊眉頭提起，停留10秒，然後放下，重複5-10次

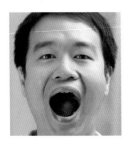

哈哈大笑
張開嘴巴，然後嘗試哈哈大笑，可望住鏡子去做，當然可以加入笑聲，重複5-10次或更長時間（我想沒有其他運動比這個運動更開心了！）

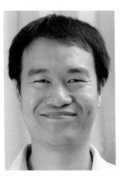 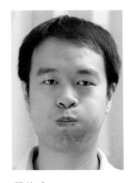 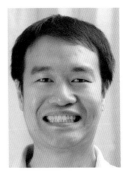

微笑
望住鏡子，笑不露齒，將面頰的肌肉向上拉，停留10秒，重複5-10次

雞泡魚
口緊閉，呼氣時將空氣注入口腔內，使口腔鼓起，保持鼓起10秒，然後慢慢將空氣呼出，重複5-10次

睇牙醫
望住鏡子，將上下牙齒對齊，像要刷牙一樣，停留10秒，重複5-10次

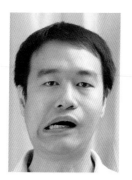 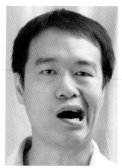

咬牙切齒
望住鏡子，口微微張
開，將下顎往左、右方
向活動，重複5-10次

❹ 唱歌

唱歌可練氣、練習口舌肌肉的活動，也可讓患者學會發音及認
字，所以不論是中外金曲，在不影響他人的情況下，盡情去唱！

　　坊間不少病人互助組織都有舉辦歌唱小組，大家不妨到中風
互助組織網頁查詢。

❺ 頸部運動

對於久臥的患者，或由於姿勢欠佳，頭部常向下的患者，頸部
運動無疑是十分重要。

　　頸部由於充滿血管及神經，所以在活動時要特別小心，尤其
是頭向上仰起的動作，有可能使頸部血管收窄，影響腦部血流。
所以在運動頸部時宜每個方向慢慢進行(切不可快速「轉頸」)，如

果到某個位置時感到眼花、頭暈、麻痺等情況，最好停止運動，並向醫護人員查詢。

米字操

像寫中文字「米」字一樣，頸部的動作便可逐一完成了，以下動作可以停留10秒，每個方向重複5-10次：

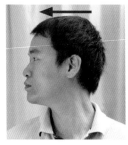 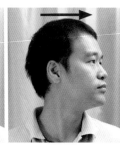

- 先將頭擰向一邊，再返回正中，再擰向另一邊，重複動作

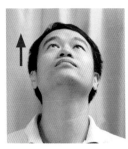 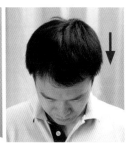

- 仰望天花板，停留10秒，再返回正中，然後向下望地，停留10秒，再返回正中

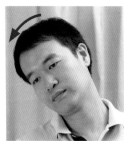 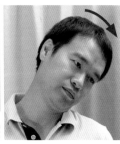

- 將頭向一邊肩膊側，停留10秒，再返回正中，再側另一邊，重複動作

肩膊活動

　　大家時常訓練雙手，但肩膊往往才是上肢復康的主角，當肩膊的肌肉乏力時，手指的張力亦可能會增加，就如「起重機」一樣，作為上肢活動基座的肩膊如果控制得不好，作為吊臂的上肢亦活動得不良。如果運動時肩膊疼痛或不適，或者肩膊早前已經開始痛或脫位，請諮詢物理治療師的意見。

四點跪

不少患者都覺得肩膊肌肉較難感覺，更遑論要它們工作了。四點跪的動作可讓肩胛的肌肉一同活動，一方面在負重之下作肌力訓練，另一方面可增加肩膊的穩定性，以減少脫位的情況

- 在床上跪下，再用雙手撐住床，開始時可嘗試停留1-2分鐘，然後慢慢增加跪下時間

> 注意：
> 1. 這個動作可能需要家人在旁協助，因為患者有機會失平衡而向兩側跌倒
> 2. 對於上肢屈肌張力過高者，宜在放鬆張力後，再利用氣墊或紮帶固定手肘，以免發力時屈曲

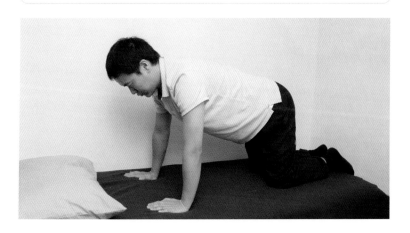

47

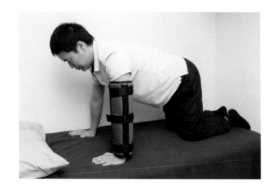

- 如感到手腕不適，宜將體重放於另一側，或者先利用枕頭或健身球墊住腰腹部，使手部的壓力可以減低
- 如果可以掌握運動，可以在床上爬行，使下肢及腰部都可以得到訓練

進階動作
舉起患側腳及健側手部

抹牆

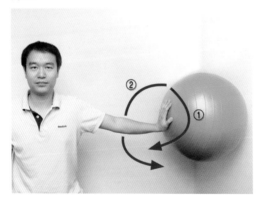

- 先將手肘伸直，並將運動球壓住牆(屈肌張力過大者宜利用氣墊或紮帶固定手肘)
- 上肢打圈，先順時針方向打10個圈，再以逆時針方向打圈

注意：
1. 運動時放鬆肩膊，不用縮起，照顧者可能要先帶領患者活動，以熟習活動方向
2. 如果不能壓牆，可將運動球放在椅子旁邊做

肩胛活動

肩胛骨是整個上肢連接身體的骨骼，由於在身體後方，患者較難掌握，運動時宜有照顧者指導運動方向或利用鏡子以協助掌握方向：

註：◻ 表示肩胛骨的大約位置

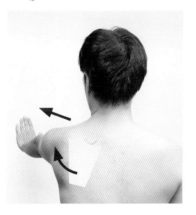

肩胛前伸

將肩胛及整個上肢向前伸出，猶如想像推倒一幅牆，但身體不要往前傾，只用肩胛的力量將上肢伸出，停留10秒，重複5-10次

注意：
1. 可利用氣墊或紮帶保持患側手肘伸直
2. 初學者可以利用氣墊先在床上側身做，詳見下文

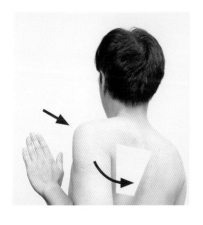

肩胛後收

將肩胛後收，使肩胛骨走向脊柱的方向，停留10秒，重複5-10次

注意：
以上動作應盡量利用患側肩膊發力

49

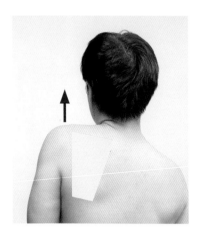

肩胛上提

將肩胛上提，就像說「我不知道」一樣，停留10秒，重複5-10次

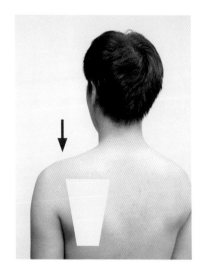

肩胛下壓

將肩胛下壓，使肩胛骨尖端向下，停留10秒，重複5-10次

> 注意：
> 1. 此運動對患者會較為陌生，宜有照顧者在旁指導
> 2. 照顧者可以手的虎口位頂住肩胛下角，然後叫患者向下壓

以上的動作可合併一起做，例如前伸加上提、後收加下壓等

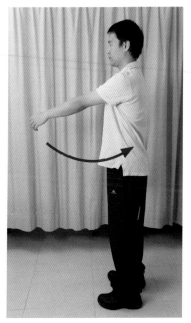 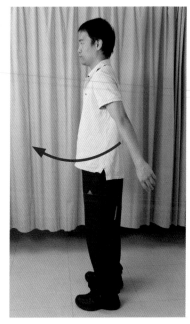

前後甩手

找個空曠位置，放鬆上肢，如果上肢屈肌張力過強，可以氣墊或紮帶保持手肘伸直

● 將上肢向前後擺動，重複20次

注意：
1. 不少患者向前擺沒有什麼大問題，反而向後擺的角度不足，甚至會以身體傾後去完成。可以提醒患者增加向後的角度，以手肘為準，手肘盡量越過自己身軀為佳
2. 上肢脫位患者宜在上肢被托住的情況下做，或先諮詢物理治療師意見

上臂及手肘運動

　　由於想避免中風後張力過強的問題，所以患者會被建議不要去活動那些肌肉，這可能可以避免肌張力升高，但往後那批「被禁用」的肌肉便會變得又無力又繃緊，何不一開始便活動一下它們，使腦部可以指揮得它們更好，更積極地減低肌張力呢？

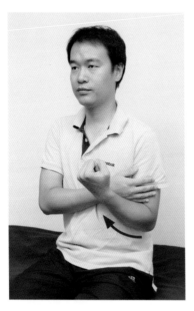 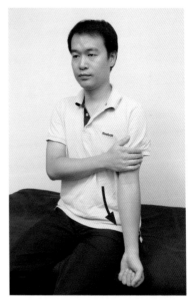

二頭肌 / 三頭肌運動

將手肘屈向自己，放鬆，將前臂伸直，壓向下，每個方向停留10秒，重複5-10次

注意：
1. 小心上肢動作會變成內旋，患者宜以健側防止上肢的旋轉
2. 如果運動後肌肉太緊，可以再加壓手、拉筋的動作，以減低疲勞

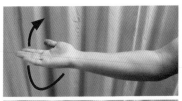

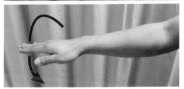

手腕旋前後運動

將手放在身旁，將手板向前及向後

注意：
1. 盡量利用手肘附近肌肉發力，避免使用肩膊肌肉去做全上肢旋轉
2. 盡量使手肘伸直，手放於身旁。如果手容易容碰到椅子或自己，可以坐近患側椅邊多一點

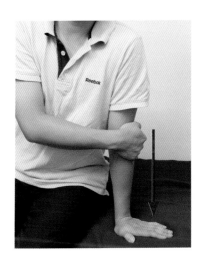

壓手

站着或坐着，將手肘伸直，然後按住枱面或平滑的物件，停留30秒，重複5-10次

注意：
壓手可以暫時緩解上肢的肌張力，但壓手時（尤其站立時壓手）要留意勿將整個人的體重都壓在手腕上，以減低手腕受傷的機會。一般來說，給手腕一點點的壓力已足夠了，畢竟手腕不是用來承托全身重量的！

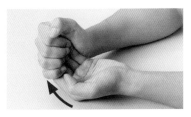

手指伸直

- 將患側手腕及指屈曲，並用另一隻手包住手指
- 嘗試將手指伸直

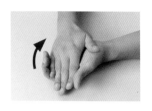

手指逐節屈伸

- 將健側手蓋住患側手指，露出患側手指最頂一節
- 患側手出力，將手指曲起，放鬆，停留 10 秒，重複 5-10 次

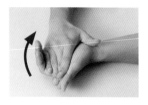

- 再將健側手蓋住患側手指第二節，露出患側手指最頂及近手掌的一節
- 患側手出力，將手指曲起，放鬆，停留 10 秒，重複 5-10 次

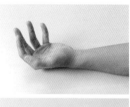

手指開合

- 將手指打開，停留 10 秒，放鬆，重複 5-10 次
- 將手指合起，停留 10 秒，放鬆，重複 5-10 次

> 注意：
> 手指伸直動作在初時會較困難，所以一開始動作可能不太明顯，可能只感受到手指有一點想伸直打開的感覺，那已代表成功了，應繼續練習

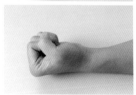

　　由於手指肌肉較多及較易受肩膊等大肌肉的張力影響，手指的動作會較為困難，不過始終都要活動，否則肌肉會變得又短又緊，到肩膊及上臂肌肉較為受控以後，張力會開始減少，所以手指活動需要多點耐性。

軀幹部

　　前文提到肩膊是上肢的基座，那麼軀幹就是基座的基座了。不少患者都注意肢體的復康，反而忽視軀幹的活動能力及力量，由於軀幹連接上下肢，故訓練軀幹從來都是中風不可缺少的一環！

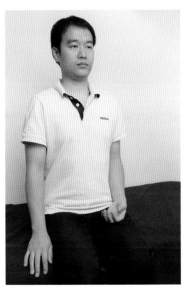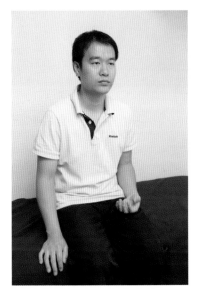

上背屈曲伸直

這運動能改善患者的姿勢及上肢的活動能力，因為軀幹的擺位恰當了，肩胛這個基座便能發揮更大的作用

● 坐着或站着，深深吸氣，將胸部挺起，數五聲後呼氣，將胸部陷下，重複5次

> 注意：
> 盡量分開上背與下背的活動，只集中活動上背部便可，肚臍對下的地方保持不動

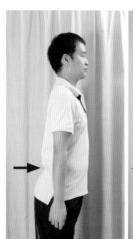 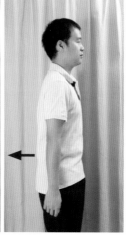

下背屈曲伸直

坐着或站着，幻想盆骨像一個水盆，然後將水向前潑及向後接住，以向前後搖擺下背

注意：
肚臍對下的地方活動最多，反而上背應保持不動

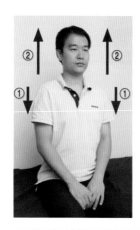

延長軀幹

患者都想坐直，但往往用錯方法，一般會利用背肌，使身體向後傾，但事實上我們能坐直，是由腰腹肌肉的活動帶領，並不涉及向後傾，此運動有助改善患者坐着時身體過分後傾或傾側而導致的不平衡

● 坐着或站着，幻想頭上頂住一本書，將肩胛下壓，並將頭頂向天花板方向拉高，身體保持垂直，停留10秒，重複5-10次

注意：
1. 肩胛不用縮起，反而要向下壓
2. 應多利用幻想去指導患者坐直，例如想像一棵樹向上生長，而不是一味將背向後傾或側向一邊，亦可以用橡筋帶作為向上拉的指引

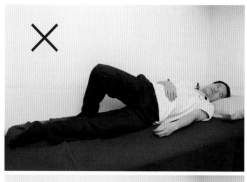

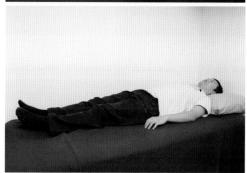

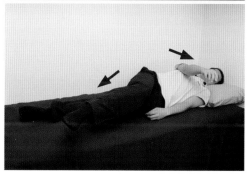

在床上轉身

轉身需要大量的軀幹肌肉活動。不少患者轉側時都使用健側腳踩住床，然後將身體滾向前。但由於發力的健側腳需要離開床去完成最後階段的滾動，故此患者往往只轉到一半就要靠手去扯杆欄物件轉身

正確方法：

* 躺着，將一腳及一手提起，並跨向對側，利用腰腹的力量向側轉，轉好一邊後稍為休息，再平躺，然後再向另一邊轉

注意：
患側可能需要照顧者指導及扶持，以避免壓住或扭到患側肩膊

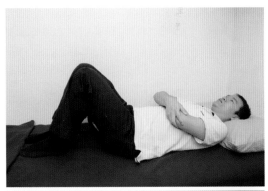

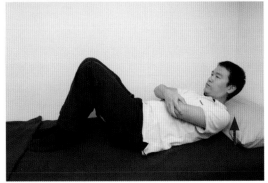

仰臥起坐

躺着，將雙腳屈起，腳板踩床。雙手交疊胸前，並將身體捲曲向前，使肩膊離開床，停留5秒，慢慢放鬆，重複10-20次

> 注意：
> 1. 肩膊離開床便可，不用整個軀幹都摺起
> 2. 盡量利用腹部的力量完成動作

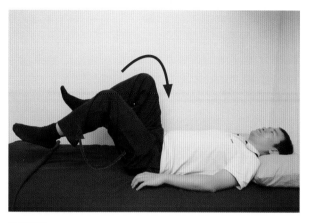

踏單車

- 躺下，將腹部收起，幻想着身體盡量拉直
- 雙腳做踏單車的動作，約1分鐘後放鬆
- 重複5-10次

注意：
1. 勿忍住呼吸，提醒患者將身體拉直
2. 如未能做踏單車，可以做提腳動作
3. 可以用橡筋為標記，圍住腹部，使患者可以收緊腹部去做動作，但要提醒患者勿把橡筋帶撐開，並完全不用與橡筋鬥力

下肢運動

下肢常遇到的困難是步行時反腳（足內翻）、未能提起腳踏步等，坊間亦有不少代償方法或器具去協助減少足內翻，但若要更進一步，使步姿更自然，少不了要鍛鍊腰腹及臀部肌肉。與上肢一樣，有不少肌肉都是因為怕提高肌張力而「被禁用」的，所以活動前後如果發現肌張力升高，可以再作拉筋，積極地以活動去回應肌張力的問題，而不是一味的逃避。

提肛運動

企立或坐着時，嘗試收緊肛門及臀部肌肉，就好像想放屁，但又不想漏出來的情況。收緊後停留10秒，重複10-20次

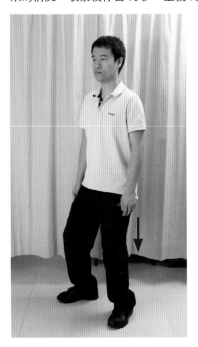

蹲下紮馬

雙腳齊肩而立，雙膝曲起，慢慢蹲下，停留10秒，然後慢慢站起，重複10-20次

注意：
1. 初做時可以靠牆，而患者面前應該有扶手或椅子作借力
2. 重心放在雙腳間，換言之，雙腳承受體重的比例應各佔一半
3. 保持脊骨挺直，不要因為要蹲下便將頭垂下、腰往後曲、臀部向後突
4. 蹲下時雙膝微曲即可，蹲下時應看到腳趾，看不到腳趾表示已蹲得太深了，可能會增加關節負荷
5. 站起時速度要慢及用力，勿將重心或上身傾前而令膝頭向後鎖直

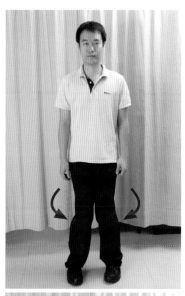

箝羊馬

站立，將大腿收緊內旋，膝部微屈，使雙拇趾指住對方，然後用力收緊臀部，停留10秒，重複10-20次

注意：
與「蹲下紮馬」一樣

單腳企

患肢的力量一般都較差，很多患者甚至會避免將身體重量壓到患肢上，造成步行時健側腿抬高後，要急於放在地上的情況。單腳企有助患者將重心移動到患肢上及患側外側的地方，一方面增加肌肉力量，另一方面建立患者的信心。

站立，將重心放於患側腳上，然後健腿離地，停留10秒，放下，重複10-20次

注意：
1. 由於需要單腳站立，初學者宜有足夠的扶手設備及有人陪同下才做
2. 患者如果缺乏信心，以致太利用健腿發力，使整個人被「推」向患側時，可以先在牆角練習雙腳企立，利用牆角提供的觸覺資訊，使患者學會將重心擺到身體正中，情況好轉後才做單腳企

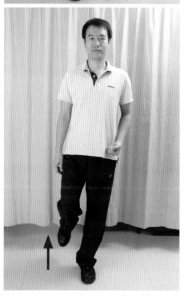

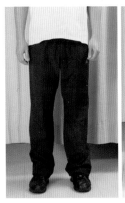 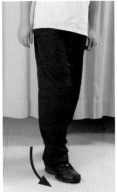

向入踏步

站立，將健側腳向患側腳前面踏步，然後返回，重複10-20次

> 注意：
> 患側腳負重較多，宜企穩

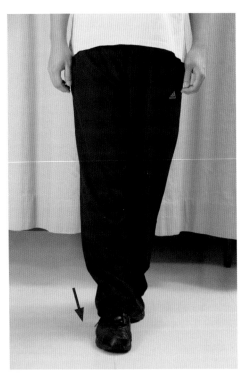

前後腳企

站立，將健側腳放在患側腳前，停留1分鐘，重複5-10次

> 注意：
> 初做時需要扶穩，但患側腳要盡量用力撐住地面
> 有進步後可以將健側腳跟接觸患側腳尖而企立

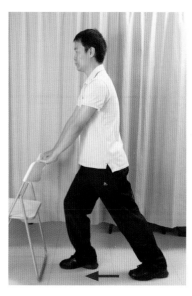

伸展小腿

- 扶住扶手，前後腳站立，雙腳腳趾指向前方，足跟着地
- 感到小腿有拉緊時停留30秒
- 重複5-10次

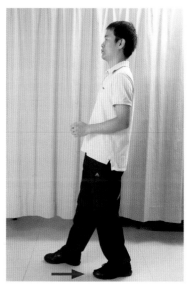

倒後行

倒後行可以活動平日較少鍛鍊的肌肉，亦可使脊骨挺直，但務必要注意安全，在照顧者陪同下在空曠平坦的地方練習。

如果缺乏空曠的環境或者只能在家中練習，可考慮「前五後四」之類的步法，即先行前五步，再倒行四步等等。

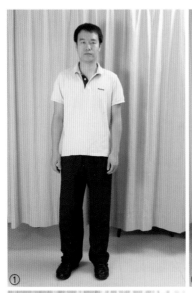

①

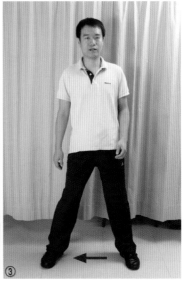

③

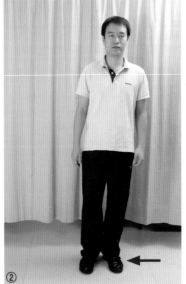

②

向側行

向側行可以訓練大腿內外側的肌肉，有助加強平衡力。可找個有扶手的地方，並由照顧者陪同下練習。注意安全，小心跌倒！

注意：
1. 雙腳邁開的幅度盡量一樣
2. 掌握到後可慢慢將速度加快

運動球

　　運動球的使用已有超過40年歷史，是物理治療常用的工具，對鍛鍊腰背肌肉尤其有幫助。運動球有大有少，一般適合在家使用的大約是55厘米-65厘米。選擇時宜量度坐下時膝部至地面的高度，以坐在球上時雙腳可以着地為佳。除了球型以外，有些運動球亦造成「花生型」，即中間窄，兩邊圓，由於這些運動球只能作單向滾動，平衡力的需求相對較少，適合平衡力較弱的人士。

　　充氣時可因應需要調校球的硬度。一般來說，球愈硬愈難於平衡，所以對於初學者來說，運動球可以充氣至不太硬，能夠承托患者體重，坐上去時，球本身不會凹陷得太多。

　　初學者、平衡力欠佳者使用的時候附近宜有扶手、椅子等以備不時之需，有需要時應把球靠牆角或梳化前面頂住，或最好有人在旁協助，以免失平衡跌倒。

運動球對肢體復康有何幫助？

　　長久以來，中風復康都集中鍛鍊肢體，但肢體尤如吊臂車的吊臂一樣，需要有穩固的基座才能活動，所以不少中風患者遇到復康的樽頸地帶，可能就是由於軀幹的力量不足，以致肢體雖然有力，但未能充分使用或令肢體肌張力增高。

　　運動球圓滑的表面可以為患者帶來平衡力的挑戰（至少需要坐直以達致平衡），逼使軀幹肌肉用力，從而達致強化軀幹肌肉的效果，成為穩定的基座，使患肢更能有效活動。所以即使不用健身球做劇烈的運動，只要坐在健身球上一段時間（例如看電視），亦可以訓練患者軀幹的穩定性。照顧者亦可以透過觀察運動球是否

左搖右擺、患者是否坐得穩定為指標，使運動球有趣的訓練成為日常訓練的一部分。

　　運動球運動一般都是坐着或躺着做，不過仍有某些動作需要患者躺在或爬在運動球上，上落運動球的方式如下：

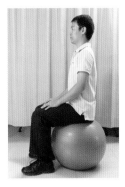

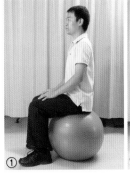

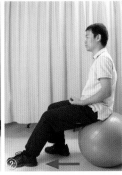

上落運動球
初學時運動球可放在牆角或穩定物件前，坐下時應該坐在球的最頂部，雙腳着地。

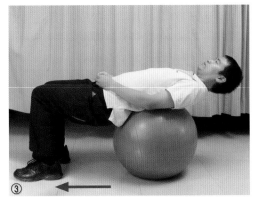

如果要做躺下的動作時，先坐穩，然後利用雙腳向前行，前行時球會隨着你的步伐向前滾動，慢慢地臀部會離開球頂，直至臀部完全凌空、上背部貼住球頂為止，視乎運動的需要，可以調校臀部離開得多遠。

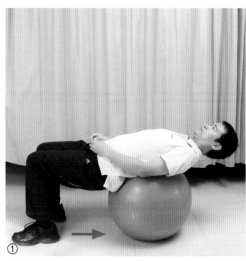

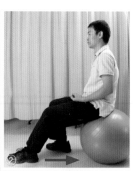

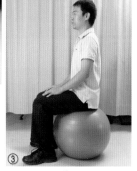

做完躺下的動作並希望重新坐起時，雙腳應該向後行，球會隨着步伐而向後滾動，使臀部重新坐在球上，此時可以做坐着的動作，或者安全地離開運動球。

運動球動作

坐球彈跳

坐在球上，扶住扶手，利用球的彈力上下動彈身體，腳仍在地上。使身體適應坐在球上的感覺，利用重複動作加快血液循環。約跳1分鐘。

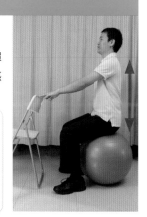

> 注意：
> 1. 開始時彈跳的幅度不用過大，並要協調彈跳的方向，保持背部挺直，使自己可以安全坐回球頂上
> 2. 可以加入上肢打開合上的動作、增加彈跳的速度或高度

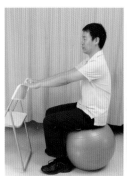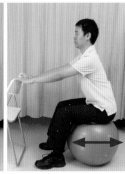

前後搖

坐直，有需要時扶穩，利用球的滾動向前後活動盆骨，重複動作10-20次

> 注意：
> 盡量利用腰腹發力，上身保持挺直

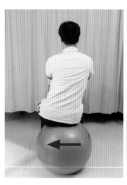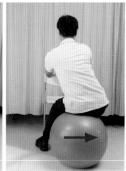

左右搖

坐直，盆骨向左搖，返回正中，再向右搖動，重複動作10-20次

> 注意：
> 盡量利用腰腹發力，上身保持挺直

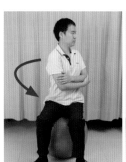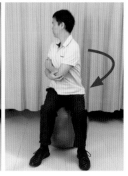

轉上身

坐直，雙手交疊胸前，將上身向左轉，停留5秒，返回正中，再向右轉，重複動作10-20次

> 注意：
> 上身保持挺直，保持運動球穩定，勿左搖右擺

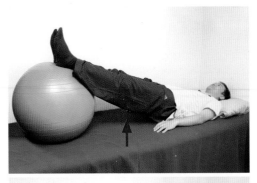

拱橋（躺）

躺着，將雙腳放在球上，雙膝伸直，腰及臀部出力，使臀部離開床。活動時勿讓球左搖右擺

注意：
1. 初學者可以先放球在雙膝下，會較為容易掌握
2. 由於患者兩邊的腰部肌肉未必一樣有力，照顧者在提醒患者保持運動球穩定之餘，亦可能要從旁協助，最重要的是患者可以使用到腰側的肌肉去平衡

進階動作
在升起臀部時健側手舉高，或雙手握住一支棍舉高

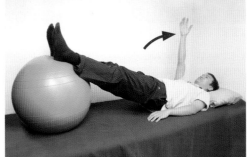

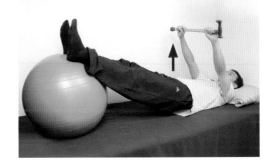

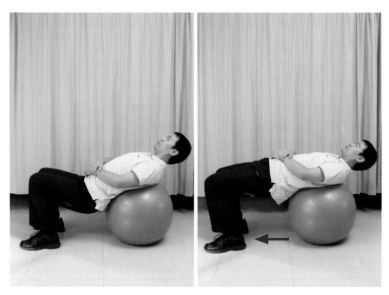

拱橋(坐)

坐在球上，雙腳向前行，使臀部接近地面，並離開運動球。利用臀部及腰部肌肉升起臀部，停留10秒，重複10-20次

注意：
1. 做的時候要控制運動球的穩定，減少左搖右擺
2. 此運動可以鍛鍊腰腹肌肉的穩定性

進階動作
可以在拱橋的時候活動上肢，例如打開合上、舉啞鈴等

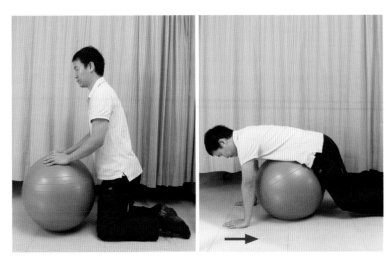

木板

跪在地上，上身先伏在球上，雙手放在前面的地上，如果上肢較難伸直，可以紮帶伸直上肢，利用雙手向前爬，使腹部可以放在球頂(上身、腰、臀、雙腳盡量在同一水平)停留1/2分鐘，然後雙手向後爬，使雙膝可以跪回地上，重複5-10次

注意：
雙手可能需要照顧者協助以伸直，如果張力太強，可能需要先處理肌張力

進階動作
球愈往腳的方向移，需要腰腹的力量便更大

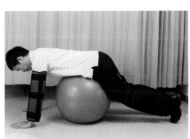
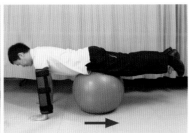

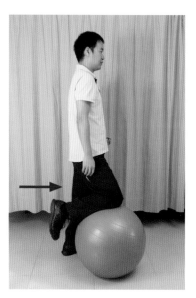 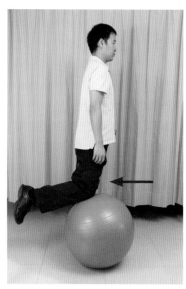

健側腳踩球站立

站着,以健側腳跪在運動球上,患側腳着地。將健側腳向前後活動,重複
10-20次,盡量保持平衡

注意:
如果運動球太高,可以用其他球類代替,或者用患側腳跪在運動球上

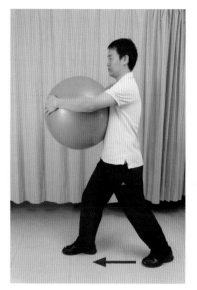 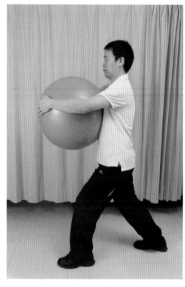

向前踏步

站着,雙手捧住運動球,以患側腳向前踏步,變成前後腳企,停留5秒後,收回患側腳,重複10-20次,再以健側腳重複動作

注意:
1. 在較空曠的地方運動,並小心地滑
2. 保持腰背挺直,踏前時上身勿過分傾前

橡筋帶運動

橡筋帶是物理治療常用的工具之一，主要用作練力運動，以增加阻力。由於橡筋帶的運動多元化而且容易在家中使用，所以在中風復康上較常給患者作家居運動之用。

橡筋帶的顏色眾多，不同的廠商有不同的顏色編碼，以顯示橡筋的阻力。一般而言，顏色較淺的橡筋阻力較輕，顏色較深的阻力較強。就以一間廠商的橡筋帶為例，阻力由小到最強，顏色依次為：

黃、紅、綠、藍、黑、銀、金。另外，有廠商的橡筋當被拉至一定長度後，阻力的磅數會在橡筋上顯示出來。

除了橡筋帶，亦有橡筋條，橡筋條一般都較同色的橡筋帶韌，而且較難磨損，可按不同的用法去選擇。

除了不同顏色提供不同阻力外，如果將橡筋帶對摺，打雙來用，阻力亦會因而增加，以增加訓練的挑戰性。此外橡筋帶在較短時，例如握橡筋的手與綁緊橡筋的牢固點距離較近，阻力亦會較大。

在使用橡筋運動時，亦要注意安全。首先因為橡筋有彈性，故此在手握橡筋時必需要握穩。較安全的方法是橡筋在手上纏至少一圈，使橡筋不會因一時滑手而彈到自己。如果需要綁在其他物件上，需確保物件是穩固的，例如扶手、門柄等。另外，做運動前亦要仔細檢查橡筋是否完整，因為即使是穿了一個小孔或在邊緣有少許破損，橡筋在運動時強大的拉力下，小孔會不斷擴大，以致在拉緊時斷開，不單會彈到運動的人，拉橡筋者還會因為突如其來的力量改變而扭傷。

　　橡筋帶的保養其實不難，只要不在陽光下曝曬及接觸到水便可。曝曬會使橡膠加速老化，使橡筋帶變硬；而接觸到水後，橡筋帶會黏着，難於打開使用，所以一般都不建議用水清潔。若然真的弄污了，用濕布抹乾淨後，將橡筋帶攤平風乾。萬一不慎接觸到水，可以將一些爽身粉放入一個膠袋內，再將橡筋放入袋內搖勻，讓橡筋接觸到爽身粉後，自然便會鬆開。橡筋帶亦應該避免與尖銳物件放在一起，以防止穿破。

上肢運動

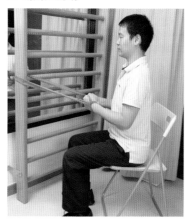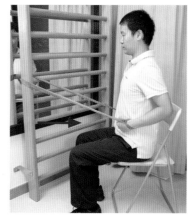

划艇
- 橡筋圍在面前穩固的物件上，患者坐着，雙手握住橡筋（患側手如果未有力，可以在手腕打一個結代替）
- 坐直，雙手向後拉，使肩胛骨靠向中線
- 停留10秒，重複20-30次

> 注意：
> 坐直挺胸，肩胛骨勿向上縮起

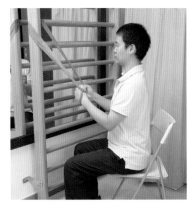 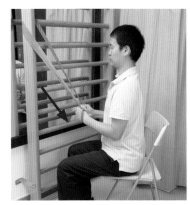

「墜」肩胛

- 橡筋圍在患者前上方較穩固的物件上，患者坐着，雙手握住橡筋（患側手如果未有力，可以在手腕打一個結代替）
- 坐直，雙手向下拉，使肩胛骨向下
- 停留10秒，重複20-30次

> 注意：
> 肩胛骨勿向上縮起

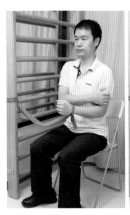 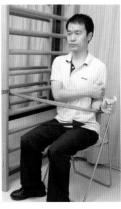

肩膊外旋

- 橡筋綁在健側的物件上，坐在橡筋的旁邊
- 健側手扶住手臂，使患側手臂靠在身旁，手肘成90度
- 橡筋向患側方向拉長，停留10秒，重複20-30次

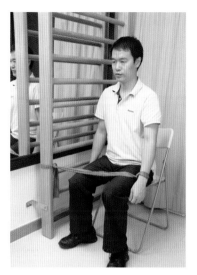 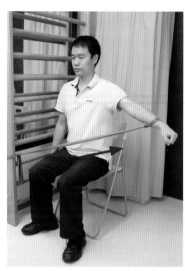

肩膊外展

- 橡筋綁在健側的物件上,坐在橡筋的旁邊
- 健側手扶住手臂,使患側手臂靠在身旁,手肘成90度
- 橡筋向患側方向拉長,打開肩膊,停留10秒,重複20-30次

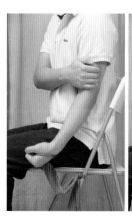 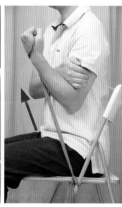

屈曲手肘

- 橡筋綁在患側的椅腳上
- 健側手扶住手臂,使患側手臂靠在身旁
- 橡筋提起,如舉啞鈴一樣
- 停留10秒,重複20-30次

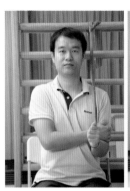 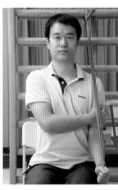

伸直手肘
- 橡筋綁在患側以上的位置
- 健側手扶住手臂，使患側手臂靠在身旁
- 橡筋向下拉，停留10秒，重複20-30次

對角運動

　　以上介紹的是單方向的動作，在進行橡筋帶運動時，可以加入對角的運動。一來可以使運動更具功能性(因為我們日常的動作通常是對角進行的，例如舉手、放下物件等)，二來由於對角運動一次過所使用的肌肉較多，所以可訓練肌肉之間的協調能力。

　　運動時試想像上肢要劃一個交叉，每次一個方向，一筆一筆的劃。劃不同的方向時，橡筋帶需要放在不同的位置。

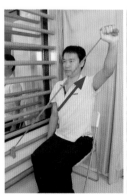 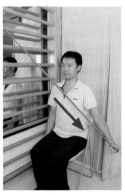

由右至左打交叉
- 坐直
- 橡筋往一個方向拉緊後，停留10秒，重複20-30次，然後再轉位置，練習下一個方向。

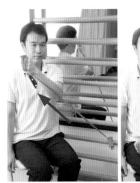 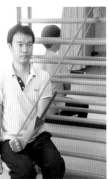

由左至右打交叉

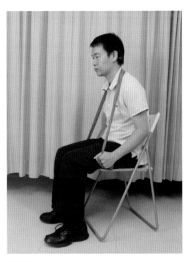 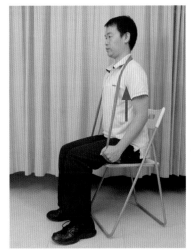

坐直

- 坐着，將橡筋中段搭在頸上，雙手將橡筋兩端按在椅子上
- 眼望前，利用軀幹的力量坐直，挺胸
- 停留10秒，重複20-30次

> 注意：
> 肩膊勿縮起，要用腰力拉直整個身軀

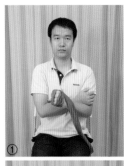 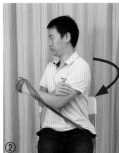

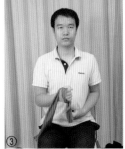 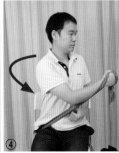

轉身
- 坐在橡筋的一端，利用一隻手握住橡筋，並放在胸前
- 坐直，將軀幹向健側方向轉動，以拉直橡筋
- 停留10秒，重複20-30次

注意：
1. 手不需用力拉開橡筋，只用軀幹去轉動
2. 坐直時先想像自己頭頂頂住一本書，然後再做轉身的動作

下肢運動

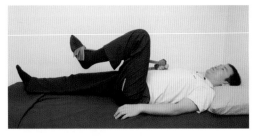

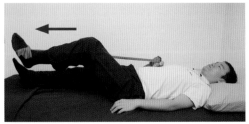

踩橡筋
- 躺着，患側膝部屈曲成90度，將橡筋綁在腳面，另一端以健側手握住
- 用力踩橡筋，使其拉長，停留10秒，重複20-30次

注意：
1. 健側手只需放好，使橡筋固定便可，不用協助拉直
2. 盡量踩到膝部伸直為止

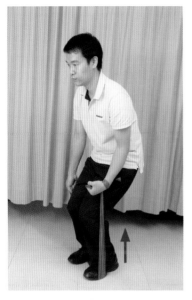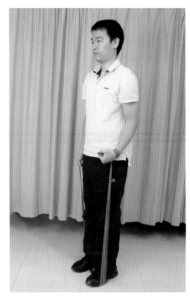

踩橡筋

- 站立,微蹲,將用雙腳將橡筋踩在地上,兩端用手握住
- 雙腳一同發力,挺胸收臀,企直,並將橡筋拉長
- 停留10秒,重複20-30次

注意:
1. 如果患側手未握到橡筋,需要照顧者在旁協助
2. 小心跌倒,最好有照顧者在旁協助

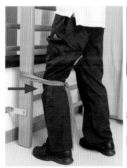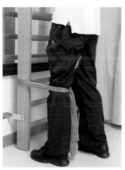

「登」直膝頭

- 站立,照顧者站在患者前面,將橡筋從後圍繞膝部,雙手握住橡筋
- 患者用腳發力拉直橡筋
- 停留10秒,重複20-30次

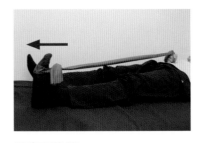 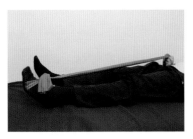

腳尖踩橡筋

- 躺下，將橡筋綁在腳面上，然後用力將腳掌及腳趾向床尾方向指
- 停留10秒，重複20-30次

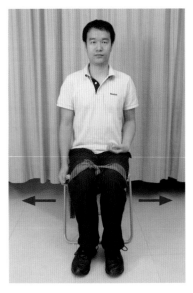 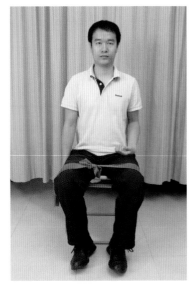

分腿

- 坐着，用橡筋綁住雙腿，然後用力向左右打開
- 停留10秒，重複20-30次

Chapter 4

其他治療方法

以上所提的都是徒手或用較容易找到的器材練習，以下介紹的可能需要一些特製的工具練習，例如氣墊、鏡子、遊戲機、縈手帶等。可以先向物理治療師請教是否適合這些運動，然後再選購所需的工具。

充氣支架治療

充氣支架治療由蘇格蘭物理治療師Margaret Johnstone所創，她在二次大戰後開始腦神經科的復康工作，綜合近半世紀的腦神經復康經驗，創出使用氣墊以輔助患者治療的技巧，並出版多本有關中風復康的專業書籍及在世界各地巡迴教學。

其後她的弟子利用這方面的經驗和知識，在歐洲創立了一個神經科復康研究組織，並在世界各地開辦課程，推廣這種獨特的治療技巧。

這種治療對於中風後的擺姿(positioning)、抑制不良的反射動作，以及給予患者感官刺激上都有不俗的效果。筆者常用於肩膊的復康上，因為氣墊可以協助抑制上肢的屈曲反應，使患者可以更集中活動肩膊。

大部分中風患者都適合使用這個治療，不過如果下肢有「靜脈栓塞」的話，就不能使用。使用時應該除去肢體上飾物，如果有皮膚損傷，應先行用敷料包好。如果患者較大汗，或在炎熱的時間使用，可先穿上一隻薄的袖套，再戴上氣墊，以防止汗水刺激皮膚。

氣墊治療的時間最好在1小時內，每20-30分鐘後應該先除去氣墊，小休一會後才戴上。另外，亦不可戴着睡覺，以免影響血液循環。

　　氣墊有不同尺碼，物理治療師會選擇適合的尺碼給患者運動。一般來説，較常用的會是「全上肢」、「全下肢」型號，其他型號包括手肘氣墊、手掌氣墊、腳掌氣墊等。

　　為患者選好氣墊後便可以充氣，筆者使用時會用泵水泡的氣泵充氣，一方面因為容易攜帶，另一方面可以單手或腳進行，可以騰出另一隻手支撐患者肢體。筆者亦試過用電氣泵，但缺點是容易過度充氣而導致氣墊破損，變得不耐用，所以還是原始一點好了。

　　這裏提供「全上肢」及「全下肢」氣墊的穿戴方法及常用的治療運動，氣墊的尺碼有很多種，大至全上下肢或全下肢、小至手掌或手指亦有，宜向物理治療師請教。

全上肢氣墊

穿戴方法

1. 患者躺下，面向患肢，照顧者協助患者伸直手肘，並將肩膊外展
   - 如果患者的肌張力太強，宜先做一些伸展運動，才套上氣墊

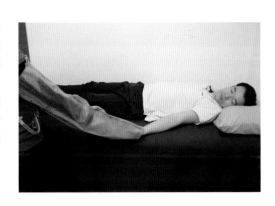

- 如果患者很多汗，環境亦較炎熱，宜先為患者套上薄袖套吸汗

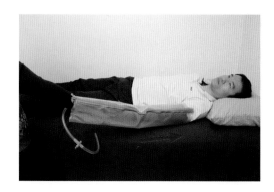

2. 照顧者將氣墊穿在
自己手臂上，充氣口
向自己，拉鏈向患
者身體外側，像與
患者握手一樣握住
患肢，然後將氣墊
套入患者手臂，穿
到距離患者腋窩大
約三隻手指的距離

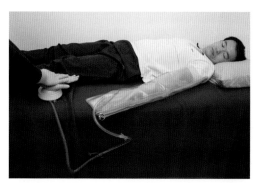

3. 可利用氣泵充氣，
使氣墊脹起。脹起
至可以固定患者的
肢體，而會令患者
覺得太緊或麻痺

  • 可觀察患者手甲
  上的顏色以了解氣
  墊是否太緊
4. 開始運動

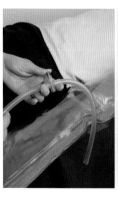
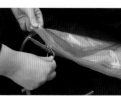
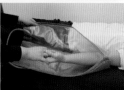

拆除方法
1. 將氣墊的充氣口打
開，使空氣流出
2. 打開拉鏈，以握手
形式捉住患者手掌，
並將氣墊拉出

氣墊運動

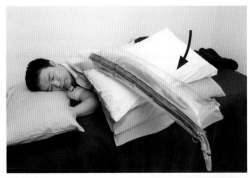

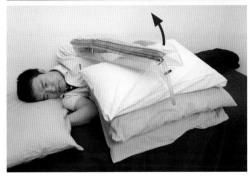

肩胛內收、外展

這個動作可以讓患者較易掌握肩胛的活動，為肩部活動打下基礎

1. 穿好氣墊
2. 患肢在上側臥
3. 利用疊起的枕頭使患肢放鬆，放在患者前方
4. 患者將肩胛內收、外展，使氣墊猶如一把鋸般與枕頭磨擦
5. 重複20-30次

> 注意：
> 提醒患者盡量以肩胛來活動

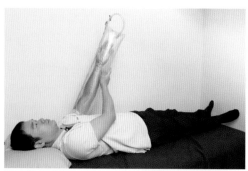

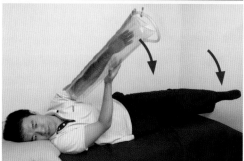

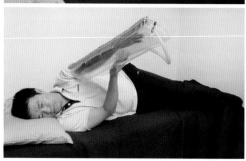

練習向健側轉身

不少患者都難於轉身，這是由於他們用了很多手力去扯床欄、床墊，或用腳力去撐床以協助轉身。

這些動作都可以協助患者成功轉身，但往往忽略了軀幹肌肉的使用，漸漸地患者一想起轉身便會抓住床欄，使他們以後不能不使用有扶手的醫療床去生活。

- 平臥，穿好氣墊
- 教導患者望住健側，用健側手扶住氣墊，並將患肢跨過中線
- 下肢亦踢向健側，並跨過中線，使整個人轉往健側
- 重複5-10次

注意：
提醒患者勿以患側腳踩床以協助轉身，這會使患者依賴腳的推力，而忽視用軀幹的力量轉身

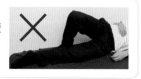

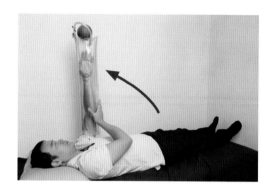

肩胛穩定性練習

- 平臥，穿好氣墊
- 以健側手將患側手舉起，與床成90度
- 將一小球放在氣墊上，並叮囑患者把球頂住，勿跌下來，維持一段時間
- 慢慢將時間加長

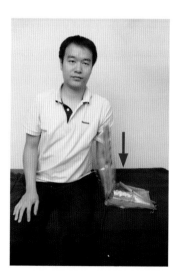

壓手練習

不少患者都習慣在上肢活動時先縮起肩胛，壓手練習除了可以放鬆上肢的張力外，亦能使患者學習由患側提供支撐。熟習後可以將此活動成為日常生活的一部分，例如壓住手然後用健側手取物

- 坐着，穿好氣墊
- 將氣墊稍為放氣，使氣墊可以於手腕關節屈摺
- 在手腕處屈起氣墊，使患側手可以按住椅子
- 教導患者壓住氣墊，停留5-10分鐘

注意：
1. 患者如手腕有痛楚便應停止動作
2. 壓手時只需要一點壓力便可，不用全部體重都壓在患側上

全下肢氣墊(注意：此氣墊不能用作步行練習)

穿戴方法

- 協助患者扶住扶手企立
- 打開氣墊拉鏈，站在患側，將氣墊套入下肢(盡量貼近臀部)，拉鏈向外，拉鏈頭向上，並拉緊拉鏈
- 先將後面氣囊充氣，再為前面的氣囊充氣
- 開始運動

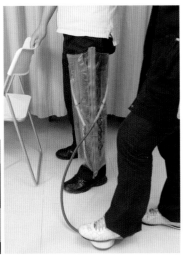

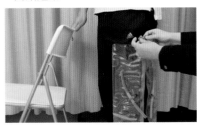

拆除方法

- 患者扶住扶手企立
- 將氣墊放氣，拉開拉鏈，然後除出氣墊

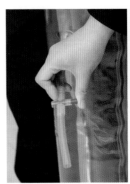
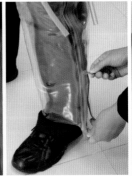
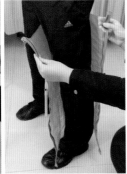

重心轉移練習

- 患者扶住扶手企立，氣墊已充滿氣
- 協助患者移動盤骨向患側，使患側肢體受力
- 協助患者移回中線，使雙腿平均受力

注意：
患者很多時只將上身傾斜，頭側向患側，但盆骨並沒有任何的活動，故要提醒患者上身保持挺直，只用盤骨將重心擺到患腿上

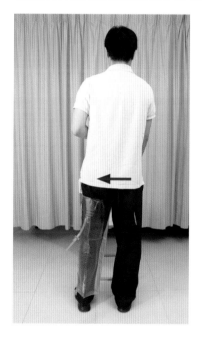
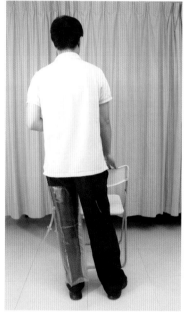

踏步練習

- 患者扶住扶手企立，氣墊已充滿氣
- 健側腳踏前一步，然後收回
- 重複20-30次

注意：
1. 提醒患者先把體重側向患側腳，再向前踏步
2. 踏步後可練習將重心放在前面健側腳上

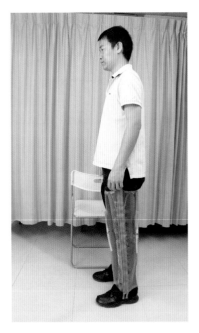
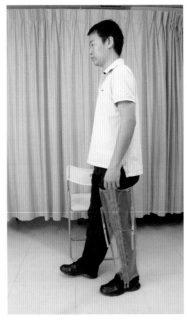

使用完氣墊後，可以輕壓氣墊，將裏面的空氣擠出，並掛起收藏，勿將氣墊放於陽光曝曬的地方，以免塑膠老化，縮短其壽命。

Wii 遊戲療法

所謂「勤有功，戲無益」，打遊戲機給廣大家長的感覺總是負面的，不過如果中風患者可以利用遊戲機協助自己活動，相信可以令訓練更有趣、有效。

筆者早於大學年代，已經有外國醫療用具廠商推出配合平衡板的平衡訓練工具，不過內容較沉悶，（例如利用身體的傾側將某東西放到螢光幕某處等等），而且價錢昂貴（動輒以數十萬元計）、體積龐大，不太適合家居用途。

不過在此介紹的是以身體活動來控制的wii，這遊戲機非常適合中風患者用以鍛鍊反應、動作幅度、耐力等等，而且遊戲的設計一般都以得意可愛為主，長時間活動也不會覺得沉悶，令玩者不經不覺間就可以獲得足夠的運動量。

雖然這遊戲機費用會較其他的治療工具貴（現時wii主機加wii fit平衡板大約需要港幣2000元左右），但已比筆者在大學時代時使用的平衡訓練器便宜得多了。而且遊戲故事、場境、人物等都比較可愛，所以是有效而又能打破呆板運動的好工具。而且一家人可以一齊玩，所以如果患者的體能許可，能平穩地坐着活動的話，不妨考慮。

對於平衡力較差或慣於只用健側腳受力的患者，遊戲機的配件（wii fit）亦是十分有用的訓練工具。它會偵測玩者企上wii fit板後的動態（站立時左右腳的力量分佈），再配合不同的遊戲以達到訓練平衡的目的，一方面訓練靜態平衡（static balance），另一方面在遊戲開始後，玩家需要配合遊戲的指令活動身體，故此亦能訓練患者的動態平衡（dynamic balance）。

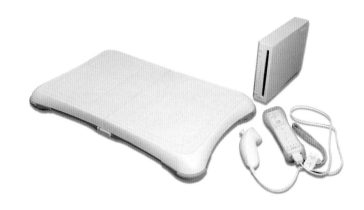

《wii fit》及《wii sports》

　　wii遊戲已經有很多種，筆者不是電玩專家，玩的遊戲都是冰山一角，不過針對中風患者的狀況，我會推介wii fit及wii sports這兩個遊戲：

　　wii fit有多個訓練模式，例如肌力訓練、平衡力訓練、帶氧運動、瑜伽等。每次運動後會得到「運動儲金」（好像豬仔錢罌儲錢一樣），儲金愈多就可以打開新遊戲。而大多數訓練都要使用wii fit板進行，所以對平衡力欠佳的患者十分有效。

　　平衡力鍛鍊可玩「頂頭鎚」（訓練左右傾側的能力）、「平衡泡泡」、「控制枱球」（訓練前後左右的傾側控制能力）。想訓練踏步及保持心肺功能的話可選擇「帶氧運動」模式中的「環島散步」等。

　　wii sports內包括幾個模擬運動，例如拳擊、棒球、高爾夫球、網球等，這些運動都需要玩家揮動手中的控制器去完成，可以訓練上肢關節的角度、反應、手眼協調等。

「治」得其樂

筆者的一位朋友中風前是網球迷，所以每當玩網球遊戲時都會格外投入，亦不自覺地喚醒了他以前打網球時的動作，例如重心轉移、反手抽擊、軀幹扭動等等。這些遊戲不單可以訓練反應，更可以在不知不覺間增加肩部、肘部及軀幹的活動幅度，這不是比帶患者到運動室拉繩、舉啞鈴更有趣嗎？

筆者喜歡利用這遊戲機，再配合頭針進行肢體復康治療，使肢體及腦部都能帶給患者刺激，協助肢體復康，此機已經成為筆者常用的物理治療工具之一。

遊戲本身有難度的調校，不過我們亦可以利用簡單的方法調校難度。例如打網球時只准用患側手完成，或用健側手時要企立等，一方面加強患側手的使用，另一方面如果患側手疲倦了，企立及用健側手玩亦能訓練患者的企立耐力、動態平衡。

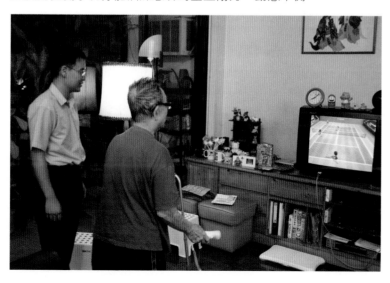

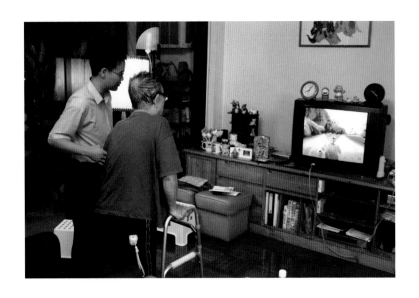

在「帶氧運動」模式中的「散步遊戲」可訓練雙腳踏步耐力及髖、膝關節屈曲角度。

最後，運動安全亦十分重要，平衡力較差的患者，最好有人陪同才進行要企立的遊戲。上落wii fit板時亦應有人協助，而由於企上板後患者會覺得重心變高了，會害怕跌下，需要一段時間適應。如果平衡力較差，亦可以在wii fit板附近擺放四腳叉或助行架及站在患者旁邊作支撐（如上圖）。

另外，亦應注意休息時間的安排，避免長時間重複動作，至少每半小時應安排一次小休。

電視遊戲推陳出新，除了以上介紹的wii 外，微軟亦有kinect系列的體感控制遊戲，而且不用平衡板也可以參與，使訓練上更容易，不妨向物理治療師請教哪一種遊戲較為適合。

鏡像治療

　　鏡子是女性的恩物，亦是治療的好工具。鏡可以令患者知道自己身體的位置，企立時有否將重心錯放等，而在手部治療中，鏡亦有一定的作用。

　　我們做每個動作前都會先經過腦部的計劃，計劃要用多少力、肢體放哪裏等，所以有人説「動作始於想像」一點都不錯，而藉着科技的進步，我們在造影技術下，亦可以觀察到在開始動作前，腦部已經有地方先行活躍起來。

　　不少中風患者都會對患側肢體忽略、甚至不知道自己肢體的位置，這有時是由於患肢的感覺缺失，只能在必要時望住患肢才得知其位置。他們忘記了活動時肢體的模樣，所以腦部要計劃動作時便會覺得困難，久而久之又將肢體放在一邊了。

鏡子的妙用

　　鏡像治療由一位印度的醫生拉馬錢德朗（V.S. Ramachandran）發明，本來是想醫治一些折肢者的「患肢痛」。這種痛亦稱為「鬼魅痛」，因為折肢者的肢體明明已被切除了，但仍感到那肢體在痛，猶如鬼魅作怪一樣。

　　為什麼呢？因為肢體切除了，腦部主管那肢體的部分仍在活動中，所以當患者折肢後，腦的那部分仍會提供折肢的感覺，縱然那肢體已不在那人身上了。

　　拉馬錢德朗醫生就利用鏡子反射映像的原理，例如一位左手被切除的病人，看到鏡子內由右手反映出的影像後，就像告訴腦部：「那肢體仍安好，不用擔心」。當患者繼續留意鏡子，再活動

右手時，影像就像告訴腦部：

「看，它(左手)還在動呢！」漸漸地，一班折肢病人的鬼魅痛開始消除，亦為鏡像治療打下了基礎。

鏡像治療如何用在中風患者身上？

在前段講過，活動始於想像，如果失去了該肢體的感覺輸入，腦部就很難想像做動作後的模樣，以及做動作後如何修正。鏡像治療就像給予腦海一個影像，使腦部對患肢有印象，從而協助患者康復。

筆者有一位中風病人，明明患側手(右側)是可以活動的，但患者偏偏就不想去用，亦把全部注意力集中在健側手上。筆者曾懷疑病人是否有「忽略」的情況，但忽略一般較少發生在右側的肢體上。再加上在語言溝通上有困難，以致他難以明白「左」、「右」的字義與差別。故此，每次筆者叫病人活動患(右)手，病人就不斷的活動健側手，當叫他注意及活動右手時，他會捉住旁人的手活動，亦不明白什麼是右邊。縱使偶然的情況下他能活動患側手，而患側手的活動能力又確實不俗，但復康過程始終事倍功半，恐怕患手的活動能力會一直下降。

筆者之後就開始嘗試用鏡盒作治療工具，因為患者的健側手十分活躍，亦較偏愛使用健側手，故此就將鏡盒的反射面對住健側手，再着患者留意鏡中的影像。鏡的反映使健側手的映像投映到患側，患者留意一兩分鐘後，筆者又嘗試利用「關節擠壓」(Joint approximation)的手法增加對患者的感覺刺激，與鏡像治療交替進行。結果在一兩次治療後，患者能獨立地活動患側手，不再全以健側手活動或捉住家人的手活動了。

　　鏡像治療所需要的其實只是一個有鏡的盒子，只需要找一個紙盒（例如裝影印紙的紙盒），在其中一邊貼上鏡子，在盒的另一邊開一個可以讓手穿入的孔便完成了（見附圖）。當然，坊間亦有現成的鏡盒發售，可以省回一些準備功夫。

　　現時亦有不少學者研究鏡像治療對中風患者的好處。在 G. Yavuzer 團隊的隨機實驗中[1]，40名中風中期的的患者被隨機分成兩組，一組做鏡像治療及復康運動（每日一次，每次30分鐘，維持20堂），另一組則做假的鏡像治療（治療強度同「鏡像組」一樣）及復康運動，結果發現「鏡像治療組」的手部功能較「假鏡像治療組」進步得更快。

　　另一由 M. I. Garry 團隊所做的實驗中[2]，發現中風患者在完成鏡像治療後，控制手部運動的大腦運動皮質可被激活，更證明鏡像治療具有一定的治療價值。

　　練習時最好着短袖的衣服或將衣袖拉起，亦要把首飾、錶等除去，使健側手更像患側手。之後患者可以把患側手放入鏡盒內，然後集中注意力在鏡內健側手的投影。

動作

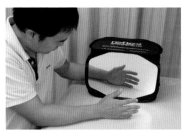

觀察鏡像
大約3分鐘

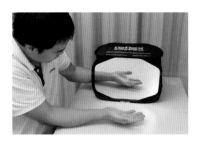

活動健側手（每個動作做20次）
打開手掌

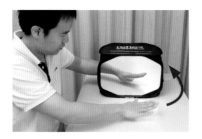

將手腕提起、放鬆

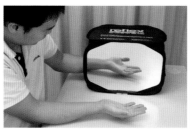 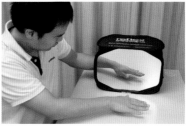

把手掌反向天、再反向地

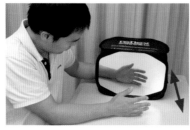 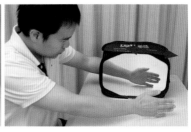

將手掌向左右撥　　　　　　　　將手掌向前後拉動

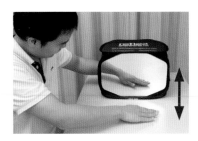

手掌輕拍枱面

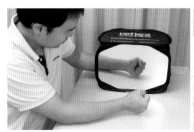 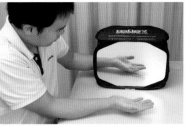

握拳、放鬆

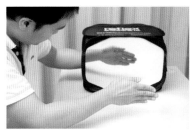 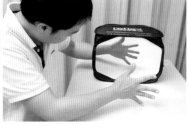

盡量張開手指、盡量合起手指

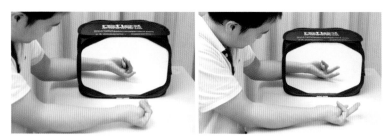

握拳、然後逐隻手指打開

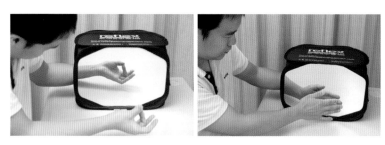

以拇指碰其他手指 　　　　用手觸摸鏡子

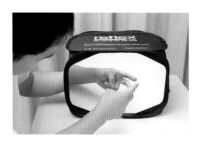

用手指去爬鏡子
試雙手一齊重複以上動作

　　起初練習時，患側手未必可以像健側手一樣靈活活動，所以動作可以緩慢一點。鏡像治療的宗旨是希望在腦中建立對患肢的影像和感知，使腦部更容易被活化，所以如果每當活動患側手便出現很強的張力或活動有困難時，可以先活動健側手及觀察影像為主，再配合其他的復康運動。

　　除此以外，患者亦可以利用較大的鏡子去訓練全上肢、全下肢的功能。為了安全起見，練習下肢動作時，最好坐着進行，以免失平衡跌倒。

參考文獻：

1. G. Yavuzer, R. Selles, N. Sezer, S. Sütbeyaz, J. B. Bussmann, F. Köseog̈lu, M. B. Atay, and H. J. Stam. Mirror Therapy Improves Hand Function in Subacute Stroke: A Randomized Controlled Trial, Archives of Physical Medicine and Rehabilitation 2008; 89:393-8

2. M. I. Garry A A. Loftus A J. J. Summers. Mirror, mirror on the wall: viewing a mirror reflection of unilateral hand movements facilitates ipsilateral M1 excitability. Experimental Brain Research（2005）163: 118-122

束縛療法

　　束縛療法（Constraint-induced movement therapy）由神經學家陶伯（Edward Taub）所發明，是一種較為密集的治療方式，用以協助中風後活動功能缺失（主要為上肢）的患者重拾活動的能力。

束縛療法的理論

　　中風後，患肢體會呈現不同程度的殘障和乏力，當中有些是可以經過訓練而學回及強化的，但在這期間，由於活動患肢比較吃力，滿足感又不大，使很多患者都習慣不使用患肢，形成所謂「習得的廢用」（learned non-use）。

　　這現象在上肢方面尤其明顯，因為中風患者可以用健側手去完成所有的工作，患側手便很少有機會參與，但步行則需要兩條腿走路，使得患者不能放棄使用患側腳。當然在臨床上，也可以看到患者對患側腿部沒有信心，不敢將自己的體重平均放在雙腳上，而是拼命的拗後軀幹，然後把重心都放在健側腳上，這也是一種「習得的廢用」，不過程度上不同。

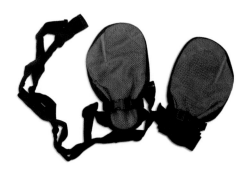

　　束縛療法的工具很簡單，只需要一個手套將健側手固定便可以了。由於健側手被固定了，患者往往要更多使用患側手去完成日常工作，而由於訓練會帶來腦部重塑的變化，患者就慢慢地較為掌握用患側手活動了。

誰適合這療法？

　　當然，這個治療不是所有患者都適合，因為如果患者的活動能力太低，而活動又太難的話，活動所帶來的失敗感會更強，使患者更不肯使用患側手，而進入既擔心、又責怪自己的死胡同內。所以患者要使用這種療法，手部需要有一點的活動能力，例如輕輕的開合手指，及有少許的手腕活動。而且活動的內容亦要經治療師篩選及一定的「塑造」（Shaping），將某個患者覺得有困難的活動分拆，逐一練習，以變更活動的難度，才能使患者有興趣接受治療。

　　治療時間亦較長，不少束縛治療都要患者每天戴着束縛手套至少5-6個小時，每星期5-6日的練習，重複2-3個星期，以達到合適的訓練強度。一般而言，訓練的內容都是一些日常生活需要使用的動作，例如拾起物件、進食等。當然患者在治療師的指導下，可以在家中使用此療法，不過需要注意安全。

　　下肢則較少使用這種療法，因為第一，走路都是要雙腿進行，第二，如果把健側腳縛住了，患者會跌倒。

　　安全方面，由於患者的健側上肢被固定，萬一跌倒時便沒有手協助撐住地面卸力，所以患者如果行動不便，在接受治療時仍然需要有人從旁協助，免生意外。

上肢動作

抹枱

1. 站着，患側手下放一條乾布，並放在枱面，然後做來回抹的動作
2. 重複100-200次，感到疲倦時可以休息

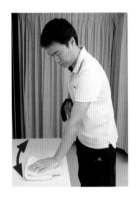

拾球

1. 站着或坐着，將小球由一個籃放到另一個籃內
2. 如果患者的手未夠力，可以用較小的球
3. 可以改變籃子的方向，例如由將球左放到右、或將球由上放到下
4. 重複100-200次，感到疲倦時可以休息

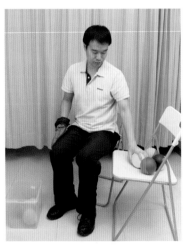 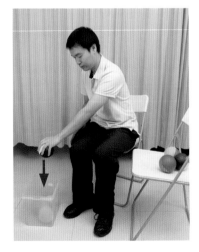

下肢動作

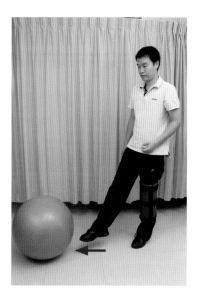

踢球

由於患者不少都避免將重心放在患側腳，所以這運動可以逼使患者更多使用患側腳站立，增加平衡力

- 患者站立，利用氣墊或紮帶紮住患側
- 將皮球放在患者面前（或用繩穿吊住皮球），叫患者用患側腳企好，再用健側腳踢球
- 重複20-30次，感到疲倦時可以休息

　　治療的動作其實千變萬化，並可以將之融入日常生活中，例如督促患者用患肢去斟茶、梳頭等，都可以使患側手得到多一點的訓練，從而強化腦內的重塑。

失語患者的「束縛治療」

　　除了肢體外，在言語上都可以使用這個概念。例如一些中風後失語的患者，每次說話時總會以某個字或發音去取代所有字詞。可能因為這個字音較易發音，又或患者仍記得這個字音，例如要上廁所時又說「da」、要食飯又說「da」這個音節。

　　將束縛治療的概念加入平常的説話訓練中，可以使一些失語患者進步。先教患者發其他音或認識其他字詞，然後在訓練時嘗試鼓勵患者重複學習過的新詞。例如玩撲克牌時，向人拿牌時要用適當的字句表達，而如果使用那個常發的字音去取代，便要受罰，或重新再做練習。

　　生活上，照顧者總希望可以多點協助患者，以致患者説某個常用的音節時，便立即去猜想患者的需要，並立即協助患者。當然這可以協助患者的生活容易一點，既省一點時間，亦可以減少患者在説話時，照顧者表現得不理解而令患者氣餒的機會，但這同時又會讓患者跌進「習得的廢用」的深淵中，當患者覺得發出某個字音便可以處理日常問題時，便不去使用新的字詞了。

　　其實照顧者可以在一天之中抽一些訓練時間，叮囑患者需要用其他字詞去取代那表一切的字音，以達到「束縛」、防止其他字詞被廢用的機會。只有在這種密集、生活化的環境裏，失語的患者才可以學習及強化使用新的字詞，不會永遠停留在「牙牙學語」的階段。

Chapter 5

為中風患者按摩

為中風患者按摩

很多人都喜歡按摩，中醫學說指身體「不通則痛」，按摩可以理順氣血，使身體通而不痛，在西醫學來說，按摩可以放鬆肌肉，促進血液循環，減輕肌肉痠痛。

對於中風病人來說，按摩可以使他們緊張的肌肉放鬆。按摩亦是對肢體的刺激，與針灸的原理相若，都可以使患者感知自己肌肉的位置、痛覺等等。復康運動前後做一點按摩也是合適的，因為運動前按摩可以增加肌肉血流，像熱身一樣，運動後肌肉疲勞了，按摩也可以使患者好好休息。

肌張力與按摩

針對肌張力過高的患者，按摩時可能需要一些較輕柔的手法使肌肉放鬆。反之肌張力過低的患者，刺激量可能需要大一些，以促進對肢體的感知以及使肌肉較易興奮。在接受按摩前，應該先溝通，以便決定按摩的手法和位置，因為如果手法太輕，有時患者又無感覺，又無太大作用，但如果手法太重而令患者疼痛、瘀腫，又可能會影響患者的活動。如果按摩得宜，患者一般都會感到舒服、放鬆，但如果按摩時有任何不適，應立即提出，不要以為「愈痛愈好」、「按到瘀才有效」。

肌張力不一定是壞的，每人都有肌張力去維持肌肉活動能力。肌張力失常有過高、過低之分，過高者就如中風患者害怕的那種造成攣縮的張力，過低者則難以進行任何動作。

那怎樣的肌張力才算正常呢？正常的肌張力應該是可以支持身體之餘，又不妨礙自己活動。很難理解吧？就以一個中風患者

下肢伸肌張力過強為例，他下肢肌張力過高，站立時腳跟提起、膝部強直不能屈曲，這姿勢雖然可以承托身體的重量，使他可以站立，但由於肌張力過強，使他要走路的時候腳的擺動會更吃力，這樣的肌張力便是影響活動的「不正常肌張力」了。

又或者一個肌張力過低的中風患者，他的肢體不像一般中風患者般僵硬，十分軟，但軟得連活動的力量都欠奉，關節也十分鬆弛，甚至近乎脫臼，這也是不正常的張力。

另外，我亦想強調由患者主動活動肢體才是最重要的復康，推拿按摩都不過是復康運動中的「前菜」和運動後的「甜品」罷了。

按摩的禁忌症

其他禁忌症包括：未癒合的骨折、皮膚有傷口、傳染性皮膚病、關節或肌肉急性發炎（發現有關部位紅、腫、熱、痛等），另外，身體有任何不明原因的腫塊、脹起的血管、劇痛等都不宜按摩，應先諮詢醫護人士的專業意見。

在患者的皮膚可以接受的情況下，也可以使用一些按摩油進行按摩，使按摩更容易及舒適。如果情況許可，患者可以先接受熱敷，再接受按摩，可以使患者更放鬆。如果在觸摸肌肉時遇到一些硬塊，可以輕柔地用彈撥法使肌肉放鬆，如果情況持續、或者患者感到十分疼痛的話，請立即諮詢醫護人員意見。

一般而言，如果找對了地方，又或者某處的肌肉比較緊張，按摩時會感到酸、麻、脹、重，這顯示你需要在這些地方下點工夫。當然坊間也有不少穴位按摩書籍可以參考，不過以最簡單的方法去理解，一有痠痛的地方便要按摩就成了。

以下是一些按摩方法可供參考：

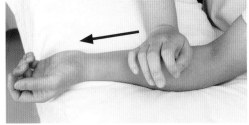

推法：
利用手掌按下的力度，將患者的肌肉推鬆，適合較大塊的肌肉

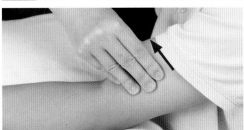

拿法：
利用手指捏起肌肉，再慢慢放下，適合較小的肌肉，例如頸部、手臂等

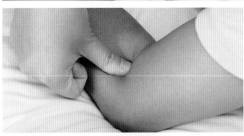

按法：
利用手指、手肘等地方，針對痛點按壓，適合痛點、穴位

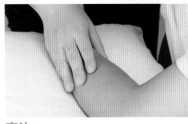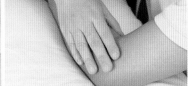

摩法：
利用手指或手掌，在皮膚上摩擦，適合於血液循環不良、麻痺的地方

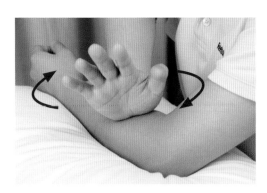

揉法：
與推法相若，利用手掌按在肌肉上並進行轉動，適合於多組肌肉

不同部位的肢體按摩手法：

① 頭頸部

中風後腦部的情況可能不穩定，尤其是已進行頭部手術的患者，所以頭部在起初的時間都不宜按摩，直到病情穩定為止，如有疑問，請諮詢醫護人員意見。

不過在面部也可以做一點按摩，以協助刺激患者的面部肌肉，促進血液循環，減少面部的麻痺感。

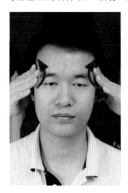

額頭按摩
照顧者將雙手放在額上，由額頭中間至太陽穴打圈按摩1-2分鐘

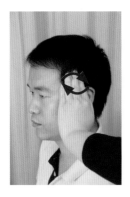

顳部按摩

不少患者的顳部(耳朵對上的位置)都會比較緊，可以在這裏作一些按摩

照顧者將雙手手指放在耳朵對上的位置，輕輕打圈按摩，患者可能會感到有點酸脹感，可以按摩1-2分鐘

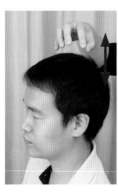

頭頂部按摩

- 照顧者可以用手指按摩頭頂，或用指頭輕輕敲打1-2分鐘
- 不要為曾接受腦部手術、腦內情況不穩定的患者按摩頭部！

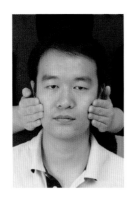

面部按摩

- 照顧者將雙手放在面頰上，用擦法按摩面頰，重複1-2分鐘
- 這按摩可以令患者的血液循環變佳，並可以在用餐之前做，增加患者對面頰的感知，從而協助活動面部肌肉去咀嚼及吞嚥

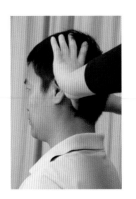

按摩「風池」穴
- 患者坐好，照顧者可以循耳後的方向滑動手指，以找到風池穴
- 用手指輕按在風池穴1-2分鐘
- 這個地方與眼睛的活動亦有關係，所以如果患者覺得眼乾、或閱讀得太久而傷神，可以在這裏按摩，使眼睛舒服一點

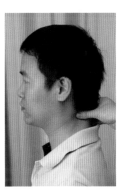

頸部按摩
其餘頸部的肌肉，可以用「拿」法按摩
患者坐好，照顧者先用力捏起肌肉，再放手，重複1-2分鐘

❷ 上肢

中風患者的上肢容易呈屈曲式攣縮，肱二頭肌、前臂肌肉容易出現過高張力，故可以作適度的按摩。對於中風已久的患者，由於上肢已擺放於張力過高的位置一段日子，按摩可以使軟組織鬆解，以準備患者繼續進行復康治療。

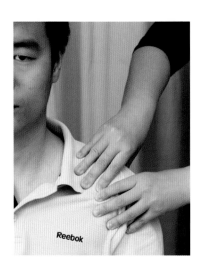

肩膊按摩：

不少患者都會感到肩膊疼痛，這是因為三角肌長時間代替所有肩膊內的肌肉工作，以致疲勞，可用以下方法按摩：

- 患者坐好，照顧者用「拿」法慢慢按摩肩膊旁邊三角肌的位置
- 如果患者有肩膊脫位的情況，宜先諮詢醫護人員意見

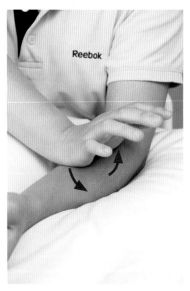

手屈肌群按摩：

- 患者坐好，照顧者用「揉」法去按摩繃緊的肌肉
- 可重複5-10分鐘

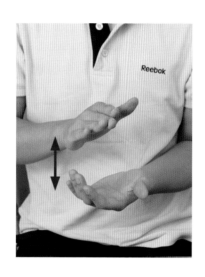

手掌按摩：
- 可以用健側手拍打手掌，以刺激穴位
- 可重複5-10分鐘

③ 下肢

下肢一般較易呈現強直，大腿上肌肉及小腿肌肉都較緊，故可以在此兩處作按揉，以減低張力

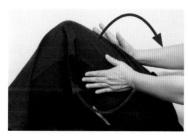 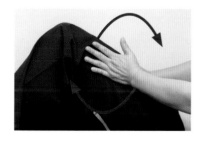

大小腿按摩：
- 患者躺着，將膝部曲起，照顧者雙手掌夾住大腿兩旁，以揉法按摩
- 重複1-2分鐘

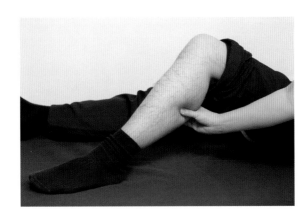

小腿按摩：

- 患者躺着，將膝部曲起，照顧者用拿法按摩小腿
- 重複1-2分鐘

　　不同的部位可以使用不同的按摩手法，不過切記按摩只是復康治療的「前菜」和「甜品」，切忌只做按摩而不做主動運動！此乃復康之大忌！

Chapter 6

照顧者的伸展運動

照顧者的伸展運動

伸展可以使繃緊的肌肉放鬆，而由於肌肉放鬆了，在下次再出力的時候就可以更有效率，發更多的力，更能保護關節。而肌肉放鬆了，包圍住肌肉的血管亦會較為暢通，血液會運行得較好，減少肢體的不適、疲勞、麻痺。從這個角度看，和中醫常強調的「通則不痛」實在是異曲同工。

就以照顧者或經常做扶抱工作的護理員常見的「網球手」為例吧。網球手的患者可能一生都未打過網球，不過仍會患病，原因之一

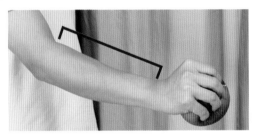

發生「網球手」的肌肉

是前臂的一組肌肉在重複使用時變得繃緊，又或者上臂力量不足，需要前臂的肌肉輔助，使連接骨與肌肉的肌腱受到過分的拉扯，在肌腱的附近便會產生發炎症狀了。所以「網球手」的正名是「肱骨外上髁炎」，指明這是肌腱附着骨的地方發炎，當然要尋根究底，出問題的往往就是前臂肌肉。

簡明一點就是一個惡性循環：肌肉乏力、反覆超負荷用力→肌肉繃緊及輕微撕裂→肌腱的拉力過大→肌腱與骨的接駁點發炎→肌肉更乏力，每個活動都是超負荷。

所以要打破這個惡性循環，伸展運動是少不了的，當然如果發覺照顧時不勝負荷，就必需要尋求協助，一方可能需要強化某些肌肉，另一方可能要找合適的工具或找多個人協助，以免筋肌因長時間超出負荷而導致勞損。

伸展時注意的地方

1. 維持時間

研究指出，一次成功的伸展需要大約15秒以上的時間，即是當你伸展一組肌肉並感到拉扯時，需要等15秒以上才能達致效果，所以每個伸展動作都以15-20秒為佳。30秒有多長？大約唱兩次英文版《生日歌》給自己聽的時間吧！

2. 次數

每個動作大約會重複3-5次，透過重複的牽拉可以更有效的拉長肌肉。

3. 切忌動彈

動彈式伸展是指在伸展時抖動關節，這帶有一定的危險性，因為在抖動其間肌肉會再被突如其來的力量拉扯，出於保護自己，肌肉一般會進行收縮，以免被拉得太長而受傷，在這個情況下，肌肉只會愈拉愈緊，亦會較易受傷。所以當擺好動作，感到有拉扯感時就應該靜止地等15-30秒，而不是用力去「抖動」關節。

4. 勿與他人比較

每個人的肌肉彈性都不同，例如有人可以不費吹灰之力便可站着彎腰用手按地，有些人彎腰後可能只碰到自己的膝蓋。所以伸展時只須感到該組肌肉有拉扯的感覺便可，不需與他人比較，當持之以恒時，你的肌肉亦會變得較有彈性。

以下會介紹由頭到腳伸展的方法，建議照顧者兩邊的肢體都要伸展。正常而有效的伸展動作會帶來一點拉扯的痛楚，但該痛楚會在動作完成後散去，所以如果在伸展時發覺不適、或伸展後覺得異常疼痛，就必須找醫護人員了解情況。當然，中風患者亦可因應情況試做，而本身有舊患或曾施手術的人士，亦應先諮詢醫護人員的意見。

❶ 頸部

頸部伸展運動比較易記，運動時像寫出中國字「米」字一樣，先向左右望，再向上下望，然後向兩邊側頭。伸展時切記保持良好姿勢，腰坐直，肩膊放鬆。做側頸伸展時，可以一手輕輕將頭往一邊拉，使拉扯感更明顯。

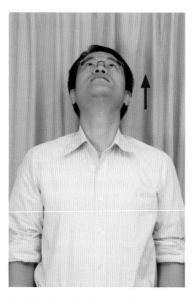

向上望時，頸部下方肌肉會有拉扯感覺

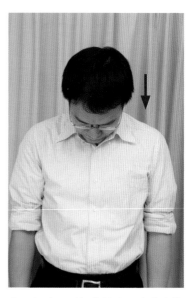

向下望時，頸部背後的肌肉會有拉扯感覺

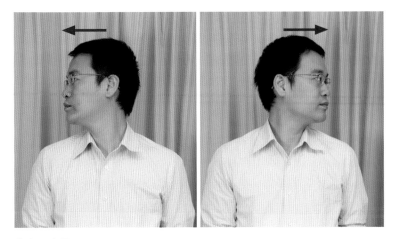

向左、右望

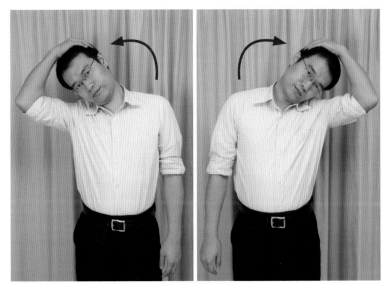

將頭向左及右側，肩膊的肌肉會有拉扯感覺

❷ 上肢

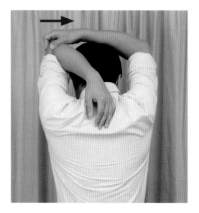 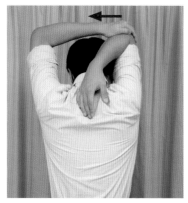

伸展上臂

- 坐好，將手放在同一邊的肩膊上，用另一手扶住手肘，輕輕拉向對側
- 上臂後方（三頭肌位置）會有拉扯感覺

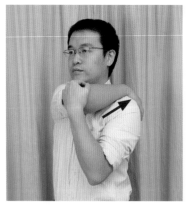 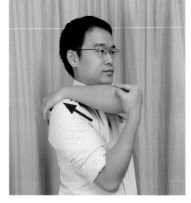

- 坐好，將手放在另一邊的肩膊上，用另一手扶住手肘，輕輕推向身體
- 上臂後方（近肩胛附近）會有拉扯感覺

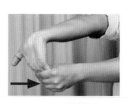

伸展前臂

- 坐好,手肘伸直,手板向前,用另一手拉住手指,向自己方向拉
- 前臂向天花板的部分(手指屈肌)會有拉扯感覺

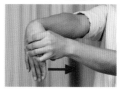

- 坐好,手肘伸直,手背向前,用另一手拉住手背,向自己方向拉
- 前臂向天花板的部分(手指伸肌)會有拉扯感覺

③ 腰部

伸展腰側肌肉

- 雙腳分開站立,一手叉腰,另一手提起並傾側上身,另一邊再做
- 腰側肌肉會有拉扯感覺

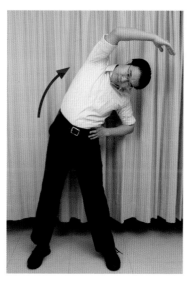
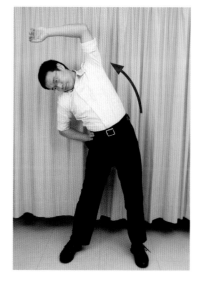

❹ 下肢

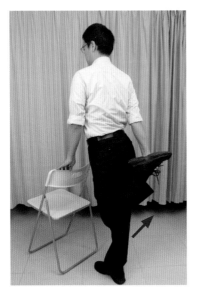 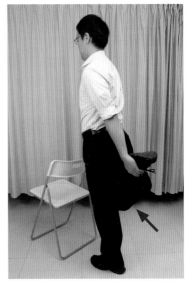

伸展大腿前方肌肉

- 單腳企，左手扶右足踝，另一邊再做
- 大腿前方會有拉扯感覺

注意：
初做時由於未能將大腿屈曲，可以先扶穩，蹲下，左手先扶好右腳才站起，這樣腿後肌肉不會因為突然要出力屈曲大腿而抽筋。記着大腿後方感到疼痛、抽筋並不是本運動預期的目的！

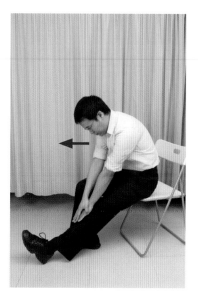 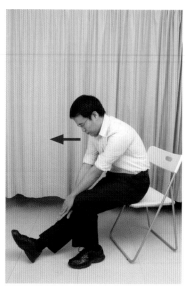

伸展大腿後方肌肉

- 坐在椅子較前的位置，將一腳伸出，足跟着地。雙手交疊，然後傾前上身
- 大腿後方及小腿後上方會有拉扯感覺

注意：
椅子要穩固，勿太高，亦不應坐在床邊做，以免滑倒在地上

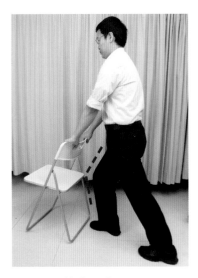 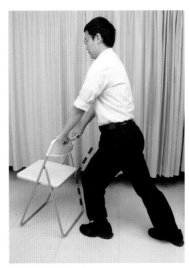

伸展小腿後方肌肉

- 扶穩，前後腳企，上身挺直。在前的膝部屈曲，在後的膝部伸直，腳趾指住前方，足跟着地
- 小腿後方會感到拉扯

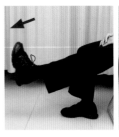 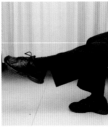

舒展足踝

- 坐好，伸出一腳，將腳板向天花及向前拗動
- 小腿後方會感到輕微拉扯
- 嚴格來說這不太算是伸展運動，但可以促進下肢的血液循環

　　適當的伸展可以使肌肉更有彈性，預防勞損，建議每日花時間做一次，即使沒有太多空閒時間，一些頸部或上肢的動作亦可以在坐着的時間去做（例如乘車、看電視時等），而下肢的動作則可以在睡前做，所花的時間亦不多，慢慢養成習慣後，筋肌勞損的機會便可以減少了。

Chapter 7

復康用具的使用與保養

助行器使用

　　助行器可以協助患者保持平衡，而在保持平衡的大前提下，亦希望患者可以儘快過渡到不使用助行器，所以助行器一方面要穩定安全，另一方面亦要切合患者的狀況，以免埋沒了他們的潛能。

　　助行器材主要分為：助行架、四腳叉、士的幾種。坊間亦有不同形式的拐杖，所以在選購前最好請教物理治療師，以了解哪種較為合適。步行方法方面，通常都是助行器先放前，然後患肢踏前，再踏上健側腳。

　　高度方面，患者在手握助行器時，手肘應屈曲大約20-30度。（如左圖）

　　另一個較簡單的方法是照顧者先用手掌按住患者盆骨頂部，按住後中指所接觸的位置（患者大腿旁邊，股骨凸起的地方）便是合適的高度了。（如右圖）

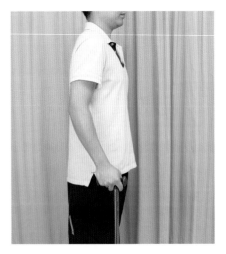
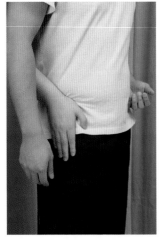

助行架

助行架的支持面積較大,所以穩定性亦最好,缺點是較為大,而且不能用來上落樓梯。市面上亦有一些有輪子的助行架,以方便不夠手力提高助行架或者平衡力很差的病人使用。市面上賣的助行架一般都可以摺起,以迎合香港狹窄的居住環境。

四腳叉

四腳叉一般較為適合中風患者使用,因為本身較為穩定,而中風患者往往未能夠雙手握助行器,所以四腳叉會較為合適。

士的

由於只有一點着地,所以士的適合平衡力較佳,或已復康到一定程度,但在步行時仍感到信心不足的患者。

中風患者可能會使用復康用具,長年累月的使用會令復康用具出現耗損,以下會探討幾種常用復康用具的耗損,並提供可行的處理方法。

彈珠孔損壞

助行器材一般都可以透過彈珠來調節高低,但日子有功,當助行器被反覆壓下以作平衡時,彈珠孔往往由原本的圓形變成橢圓形,最後使助行器變得不穩定。

> 解決方法:
> 如果在家中已發現此情況,最好把該助行器換掉。如果在街上才發現的話,可以將彈珠孔向上或下調校一格,雖然助行器的高低會與以往有一點差別,但由於不能及時換助行器,所以惟有用此方法暫時處理。當然,到最後還是要換掉助行器。

膠腳耗損

　　助行器的膠腳就如車的輪胎一樣，使用一段時間後會磨損，並且會出現坑紋變淺的「光頭」情況。

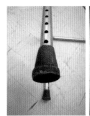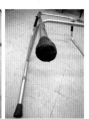

解決方法：

補救辦法是更換已磨損的膠腳。

不同的助行器廠商都會推出不同大小的膠腳，所以最好到購買助行器的地方配置，以免買錯尺碼。

有些人會到家品店選購，但家品店賣的往往是椅子的膠腳，塑膠的質地亦比較硬，而且底部呈圓形，安裝此類膠腳在濕滑的環境下滑走，容易使助行器打滑，使患者跌倒受傷，所以最好到購買助行器的地方選購為佳，一方面適合大小，另外以軟橡膠所製的膠腳會較為「啜地」及安全。

一些有四隻腳的助行器，例如四腳叉或助行架等，各膠腳之間可能會有不同程度的磨損，有些人會只換磨損的某一兩隻膠腳，不過最好全部更換。因為就如車胎一樣，新的膠腳總會與舊的有不同高度，始終對助行器的穩定性有一定影響，所以若果要求助行器穩定的話，最好全部更換。

輪椅保養

　　輪椅最常出現損壞的地方是剎掣、車胎、推手柄等。

剎掣

　　一般輪椅的剎掣是以一塊鐵片壓住車輪，使輪椅可以停下來，使用了一段日子後剎掣可能會向前移，以致鐵片與車輪間有空隙而未能壓住車輪。

　　補救辦法是先用工具鬆開剎掣左右兩粒螺絲(步驟1)，將剎掣移後(步驟2)，調校到合適的鬆緊度後，再上緊螺絲便可。

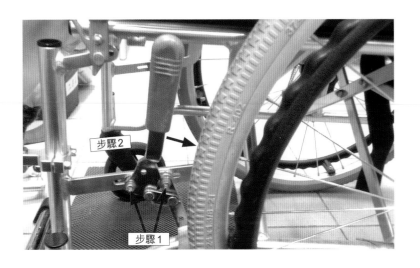

步驟2

步驟1

車胎

車胎若果已嚴重磨損、沒有坑紋的話，最好聯絡廠商更換。

推手柄

塑膠推手柄通常是套在輪椅的車身上，給照顧者推輪椅時握住。在輪椅使用了一段時間後可能會鬆脫，以致未能讓推輪椅者握住而滑手。簡單的補救方法是將膠手柄取出，再在手柄套住輪椅車身的部分纏上膠紙，以增加厚度，然後再將手柄推入，這可能需要一點氣力，不過過程較為簡單。

另一個方法是先將塑膠部分套入車身內，然後將車身轉孔，再用螺絲收緊，這樣較為複雜，但手柄可以保持不會滑出。

浴車的保養

浴車可以協助患者進出廁所沐浴，一部好的浴車焊接位應該盡量少，因為全車都是以不銹鋼通製造，在沐浴期間如果積聚太多水分，會縮短浴車的壽命。

使用浴車時要留意四個輪子的轉動是否順暢，是否有頭髮雜物卡在裏面，如有可以加以清理。另外使用浴車後應該讓車子倒放，以晾乾裏面的水分，避免水分藏在鐵通內，引致生銹。

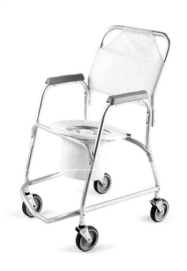

Chapter 8

中風復康新科技

隨着醫療科技的發展，中風的復康已不限於某一兩種學說和手法上。當然這些手法仍然十分有效，故此仍是現時最常用的手法，不過新科技可以彌補當中的不足，甚至加快復康的速度。

世上沒有必勝和唯一的治療手法，新科技也不是壓倒性地優勝於傳統的手法。就如食物一樣，只偏食一種食物始終都會導致營養不良，治療師會最清楚哪種方法較合適患者，從而為患者找出最佳的治療方案。

以下是幾種最新的治療科技：

穿顱磁刺激、穿顱電刺激

上世紀已有科學家嘗試利用強力磁場或電力刺激腦部，但到近代才發現這種力量對腦部的用途，並應用於腦部的可塑性研究上。

這些應用首先是研究腦部的活動為主，然後再伸延至調節腦部的「可刺激性」及「抑制功能」。

中風過後，受影響一邊的腦部一般都會變得較難刺激以提供功能，而未受影響的一邊會變得較易刺激，從而使患者較難控制患側肢體，或慣性使用健側。此外，亦有研究指未受影響一邊的運動區會抑制受

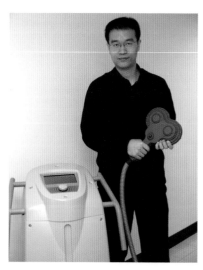

影響一邊運動區的活動，使患者更難使用患肢，所以以磁力或電力去調節兩者之間的平衡成為了近年科學界研究的範圍[①-③]。

簡而言之，穿顱磁或電刺激可以達到：

- 提高中風一邊腦部的活躍度；
- 抑制無中風一邊腦部的活躍度及其對中風一邊腦部的抑制，從而使中風一邊的腦部較易控制肢體。

穿顱磁刺激（Transcranial Magnetic Stimulation）

穿顱磁刺激就是利用金屬線圈產生強大的磁場，以刺激腦部，因磁場會在腦內產生傳感電流（induced current），可以令腦內有電流通過。如果將磁場放在腦部運動區之上，可以刺激到患者肢體的活動，這種由磁場轉化為腦部自行產生的電流令患者可以學習如何使用患肢。

在中風治療上，刺激器會放在患者腦部運動區的位置，然後再利用磁場協助患者活動肢體。由於不少患者在控制肢體上有困難，所以這些刺激很多時是復康運動的前菜，使腦部產生一定的電流，使往後的活動訓練更容易。

此外，不少中風患者都會有某程度上的抑鬱，穿顱磁刺激另一個強項是改善抑鬱的情況。此時，刺激器會放在頭部的外側前額葉上，此處是治療抑鬱的常用地方，一般治療幾次後，患者的心情可能會變得較為正面，這樣患者便能更容易投入治療，不會墮進自怨自艾的深淵之中。通常在服用抗抑鬱藥物一段長時間後仍未見效時，會考慮使用。

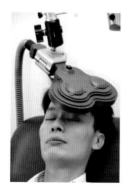

　　未來將會有更多有關穿顱磁刺激的應用研究，例如利用其改善吞嚥問題、中風後視力問題、癲癇及精神病等。

　　由於涉及刺激並增加腦內的電流活動，所以患者若要接受穿顱磁刺激的話，都必須經過嚴格篩選，以免出現異常的反應；曾有文獻報道過有一小部分的病人會出現癲癇發作等異常反應。由於都是與「磁力共振」一樣涉及使用強大磁力（穿顱磁刺激的磁場甚至比磁力共振更強），所以最簡單的篩選就是如患者本身是不適合做「磁力共振」檢驗的，很大機會亦不適合做「穿顱磁刺激」。

　　以下為禁忌症及要注意的情況：

- 頭頸部有任何的植入物、碎片、支架、體內刺激器等
- 患者有癲癇症的病史
- 顱內壓不正常、頭部剛剛受傷
- 患者有不明原因、情況持續惡化的頭痛

特別注意：
1. 家族有癲癇病史
2. 患者正在服食或停用針對中樞神經活動的藥物
3. 有計劃或已懷孕的婦女
4. 曾有未知原因的昏厥、失去知覺、頭痛病史

穿顱電刺激（Transcranial Direct Current Stimulation）

　　穿顱電刺激是以直流電通過患者腦部，利用不同的正負極擺位去抑制或刺激腦部活動，從而協助患者使用患肢。

　　中風除了是患側控制問題外，亦涉及左右側腦部的協調。中風後腦部對患側的控制會減弱，這樣健側的腦部便相對比較活躍，使患者更容易選擇使用健側肢體。

當以正電極刺激中風一邊的腦部時，該部分會產生興奮的反應（較易被激發而產生電流訊號），雖然不至於可以讓患肢即時活動，但加上患者的意志去控制，活動患側會較之前容易。

而在負電極刺激沒受損的腦部時，該部分的腦活動會被抑制（較難被激發而產生電流訊號）。

這種抑制健側腦、激活患側腦的方法，理論上可以使患者更容易學習控制患側。而與穿顱磁刺激一樣，穿顱電刺激也是復康運動的前菜，患者甚至可以一邊接受電療，一邊進行復康運動。

現時科學界仍在摸索最佳的治療模式，而治療範圍上，除了肢體復康外，亦有人研究協助失語或吞嚥困難的中風病人。

禁忌症：與穿顱磁刺激相同

Saebo 上肢復康系統

時常聽說中風後上肢較下肢較難復康，這是因為我們走路要靠一雙腳，無論如何費力也會想辦法指揮到患側腳前行；但很多日常工作可以單手完成，當患者只要用健側手便可完成工作時，便會放棄使用患側手，形成「習慣性廢用」，此後患側手就如同沒用的工具一樣，放在身體旁邊，久而久之更會攣縮。

　　為什麼患者喜歡用健側手完成所有工作？這是因為用患側手一般會較為「吃力不討好」，除了練習外，費力而又未必完成到的工作相信沒太多人會喜歡。所以要打破這個惡性循環，必需要給患側手機會，並讓它執行一些較可能的工作，以獲得成功感去啟動腦部重新面對及學習患側手的應用。

　　由美國職業治療師設計的Saeboflex就正正能給予機會患側手成功地執行工作。由於中風後，患側手一般會呈現屈肌過強及痙攣的狀態(即手指抓曲、手肘屈起等)，使所有的上肢功能變得不可能。而支架的彈弓恰巧就協助患者打開患手，使患手可以作抓握的動作，再配以重複及頻密的練習，使腦部得以學習手部的正常活動模式，手部的張力便可以正常化，而手部的功能便有機會回復了。

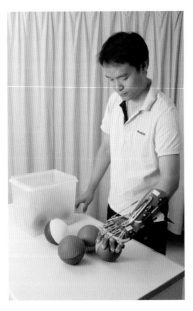
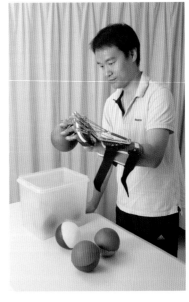

左下圖是腦部運動區的分佈，可以看到手本身已經佔運動區很多的位置，這是由於手部的肌肉較多而複雜。以往的治療一般會以「近端至遠端」的方向出發，即先練好肩膊，再練好手肘，最後才練手指。不過，如果以運動區的分佈來看，訓練手部對腦部的刺激應該會較多，而當上肢進行活動時，我們多數先考慮手將要做什麼，然後由肩膊、前臂等去配合，所以以手部作為上肢功能訓練的起點，亦不失為一個好方法，更能預防患側手因未被使用而攣縮。

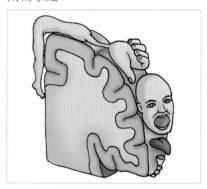
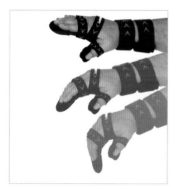

在復康治療上，除了找對方法外，強度及重複性亦很重要。因為腦部是需要一定份量及持續性的刺激，才能學會某種技能的。如果每次治療後患者在家都不去練習動作，復康便會大打折扣。此支架（右圖）的好處在於可以讓患者回家練習（通常是每日2次，每次大約1小時），能重複刺激患者腦部對患側手的感知，再配合其他治療，才能使患者更易進步。

要使用這支架，上肢需要有一定程度的活動能力，例如肩膊能活動15度以上、手指有輕微的抓握力等，治療師會評估上肢的狀態，然後選擇最合適的療法。

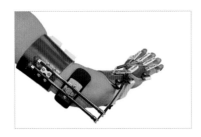 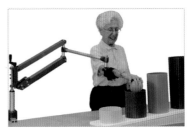

　　除了協助手指活動的Saeboflex外，此系統亦有協助上臂伸直的Saeboreach、降低肌張力的Saebostretch及最新設計、協助肩膊活動的Saebomas。

　　詳情可參閱：www.saebo.com

「提醒活動」手錶

　　不少中風患者都會忽略患側手部的活動，這會大大地減低患側手的使用量，從而造成功能的退化，再踏進「失敗－廢用－萎縮」的惡性循環之中。有見及此，香港理工大學的方乃權博士創造了一套名為「SCW-V2」的

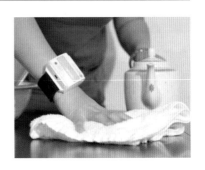

運動手錶，以提醒患者適時活動患側手[④]。

　　手錶由治療師調校提醒模式（包括震動、響鬧）及提醒時間，患者只需要在手錶發出提示後，跟隨治療師指示做手部運動便可。手錶內已附有運動感應裝置，覆診時治療師可以查看患者運動的時間，從而監察患者的活動量。

肌電刺激

可能大家都聽過由本港科學家所設計的機械手揚威海外的新聞，此機械手的控制就正正利用肌電刺激的技術，使患者可以重新學習活動。

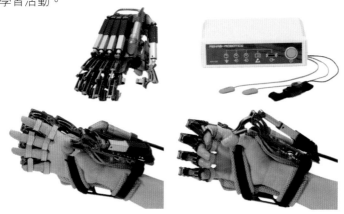

肌肉每一次的收縮都是由神經系統控制，所以每次肌肉的活動都會產生一定的電流。肌電刺激的原理就是先利用感應器感應肌肉所產生的電流，當中風患者的肌肉產生電流，但又不足以活動肢體時，肌電刺激機就會提供一點電流，使肢體可以活動，由於在患者的控制再加上電流的補足，活動便變得可能，經過一段時間學習，腦部便較易掌握患側的活動了。

簡單來說，假設我們需要10個單位的電流去活動手指肌肉，但中風患者可能欠缺肌力及控制力，只能為肌肉提供6個單位的電流。肌電刺激機此時便偵測到患者所發出的電流不足，所以便自動提供多

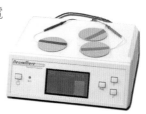

4個單位的電流給活動手指的肌肉,以致活動可以完成,亦令腦部去掌握如何活動。

減重步行訓練

　　人人都害怕跌倒,中風患者都是一樣,有些患者更因為怕跌倒,在步行時肌張力上升,以致難於開步。減重步行訓練其實由一個吊架及跑步機組成,吊架可以承托患者的體重及防止跌倒,另一方面,跑步機可以給患者適應不同的步行速度,而治療師由於不用扶住患者,可以騰出雙手去協助改善和矯正步姿,這無疑令復康治療更安全及有效。

　　而由於患者部分的體重已被吊機所承托,所以在進行治療期間可以更容易邁步,並將關節負荷減低,從而減少關節勞損的機會。治療時亦可以配合跑步機使用,以控制步行的速度。

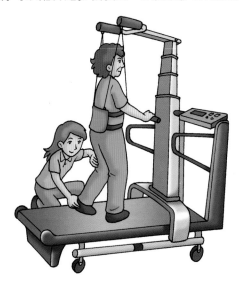

機械腳

　　步行是人類不可缺少的功能，除了中風以外，不少的神經系統毛病都會使患者不能走路，例如脊髓損傷、頭部創傷、小兒麻痺等。多個先進國家已經投入機械腳的研發與製造，某些國家甚至將此科技應用於軍事上，使士兵可以日行千里。

　　要注意的是這類科技的費用較昂貴，而且亦應該衡量患者的體能和殘障情況及復康的潛能。以機械去取代曠日持久的復康治療無疑是對中風患者的一個福音，但如果一使用機械腳便放棄復康訓練，不學會自己步行，這其實與坐在可以站立的電動輪椅上一樣無助，因為當那雙機械腳失靈、無電，患者所依賴的便一無是處……

總結

科技日新月異、一日千里，不少廠商已注意到中風復康產品的龐大市場，並嘗試推出不同的治療工具。某些治療仍在試驗階段，而且不同的科技適用於不同程度的患者，不能一概而論。所以患者或照顧者不妨與你的物理治療師討論使用這些新療法的可行性，以加速復康的進度！

參考資料：

1. N. Takeuchi, T. Chuma, Y. Matsuo, I. Watanabe and K. Ikoma（2005）. Repetitive Transcranial Magnetic Stimulation of Contralesional Primary Motor Cortex Improves Hand Function After Stroke. Stroke, 36 2681-2686.

2. T. H. Emara, R. R. Moustafa, N. M. ElNahas, A. M. ElGanzoury, T. A. Abdo, S. A. Mohamed and M. A. ElEtribi（2010）. Repetitive transcranial magnetic stimulation at 1Hz and 5Hz produces sustained improvement in motor function and disability after ischaemic stroke. European Journal of Neurology, 17（9）, 1203-1209.

3. R. Lindenberg, V. Renga, L.L. Zhu, D. Nair, and G. Schlaug（2010）. Bihemispheric brain stimulation facilitates motor recovery in chronic stroke patients Neurology December 14, 2010 75:2176-2184

4. Kenneth N. Fong, Pinky C. Lo, Yoyo S. Yu, Connie K. Cheuk, Toto H. Tsang, Ash S. Po, Chetwyn C. Chan, Effects of Sensory Cueing on Voluntary Arm Use for Patients With Chronic Stroke: A Preliminary Study. Archives of Physical Medicine and Rehabilitation 2011;92:15-23.

Chapter 9

中風 FAQ 及個案分享

中風 FAQ

Q 有人說中風患者最容易上肢屈曲、下肢伸直痙攣,所以最好不要練上肢屈肌(二頭肌、手指屈肌)及下肢某些肌肉(大腿內側的內收肌及小腿後的肌肉),對嗎?

A:「上肢屈曲、下肢伸直」的確是不少中風患者的情況,這是因為肌張力升高或嚴重的痙攣所致。在復康初期,由於上肢屈肌、下肢伸肌較為早恢復,而且容易張力升高,所以很多治療師都不建議鍛鍊,反而應更集中鍛鍊較弱的上肢伸肌、臀部肌肉及軀幹等。

不過這不等於要放棄這些肌肉,因為人的動作或多或少都會涉及這些「具爭議性」的肌肉。當然有人會害怕鍛鍊這些肌肉後會愈練愈緊,不過只要在運動前後做一些伸展或按摩,平日多做關節運動,肌張力是不會過分地升高的。而在我的臨床經驗中,不少患者由於都害怕鍛鍊這些肌肉,以為它們已經「很有力」,但在活動時,這些肌肉是「又緊又無力」,到頭來又要花一番功夫伸展、練力。

所以我的建議是在各期間都要鍛鍊這些具爭議性肌肉,但比重上應由初期小量練習、多強化弱勢肌肉,運動後多做一點伸展、按摩,到後期就練習各組肌肉。這樣慢慢增加比重,可以一方面強化弱勢的肌肉,另一方面亦不會忽略其他肌肉,使動作得以順利進行。而往往在運動那些肌肉過後,很多患者都會覺得肌肉變得「又鬆又有力」,這就是訓練所帶出的效果了。

坊間有些聲稱可以治療中風的另類療法或藥物,我中了風好幾年了,還應該去試嗎?

A:在了解過治療的適應症、療效及安全性後,我不反對患者去嘗試各式各類的療法,始終每種療法都有其理論系統及適應症。不過要知道如果這些療法是一些外在的刺激,那比起由患者自己腦袋去學習活動肢體的訓練來得被動,亦要緊記被動的療法也只是肢體活動的「前菜」和「甜品」,並不是主菜!

做運動是辛苦的,我們都想走捷徑:最好可以躺下來,一滴汗都不用出,經過治療師施一輪法術後,肢體馬上就治好了,但真的有這樣的治療嗎?

所以我常對病人說「苦口良藥」,肢體的障礙要靠學習來衝破,靠反覆練習去鞏固。我不排除世上有很快很直接的治療方法,不過回歸到最後,活動肢體的仍是靠你本人(的腦袋)去推動。

最後要注意的是,做治療是想有進步,所以每當你步出診所後應該看看自己有無進步,那進步可否維持一段時間?不論是所謂正統還是另類的治療,如果接受了一段時間的治療後仍沒帶來太大進步,最好考慮轉換別的治療方法。

為何我患側腳一放在地上時就會劇震？
有何方法改善？

A：可能由於患側小腿的筋腱較為緊及敏感，以致當長度有變、受到牽拉時（例如將腳前掌放在地上），筋腱便會不斷收縮、放鬆而成為抖動。

很多人會嘗試按住膝頭使震動停止，但這不是一個好方法。應該將全隻腳掌先提起離地，再慢慢放在地上，少了突然的牽拉，小腿便不會抖動了。要徹底改善這種腳震問題，你可能需要多點活動小腿、腳踝，及做一些伸展小腿的運動。

聽説打肉毒桿菌對於改善肌張力過高十分有效,我應該去試嗎?

A：肉毒桿菌(Botulinum toxin)是一種神經毒藥,不過這種藥物亦可以用於控制肌張力過高。只要挑選合適的肌肉注射,在藥力生效時(大約幾個月內),肌張力可以得以緩減,再在這個時間做復康運動,效果會更佳,因為肌肉不會因過高的肌張力而被鎖死,令肢體動彈不得。不過距離注射時間愈遠,藥效便隨之下降。

肉毒桿菌的藥力會隨時間遞減,所以並非一了百了的萬全之策,注射後亦要配合運動,以增加肌肉的活動能力,從而希望在藥力消失後,肌肉可以較以前鬆。所以注射前除了着眼於自己的需要之外,亦要配合密集的物理治療,使肌肉可以活動得更好,使腦部可以重新掌管該批肌肉,以免在藥力消失的後打回原形。

水中運動對中風復康有幫助嗎？

A：水中運動亦簡稱為「水療」，但不要與美容按摩的水療混為一談，因為水中運動真的要參加者落手落腳去活動的！水中運動的原理就是利用水的特點去提供浮力、阻力及熱力以協助運動：一般水療池都是恆溫的，水溫一般在卅二至卅八度左右，這溫度可以防止體溫流失，亦可以協助肌肉鬆弛。

浮力可以使患者更容易開始動作，協助活動肢體。在水中泛起的波浪亦是對患者平衡力的一種挑戰，可以使患者容易適應突如其來的平衡需求，例如巴士突然停車仍能企穩等。水中的阻力可以協助強化肌力，在水中活動的速度愈快，阻力便愈大。

只要沒有傳染病、皮膚病、大小便失禁、能跟從指示的患者都適合水中運動。水中運動並不是游泳，不涉及把頭潛入水中換氣的動作，而水深亦只會及腰部左右，不懂游水的亦可參加，怕水的人習慣後，也可以享受水中運動的樂趣！如果行動不便的話，一些水療池亦設有斜道給輪椅上落水、或者設有吊機，將參加者送到水中。

香港有一些機構會提供水中運動班，例如有水療池的醫院、香港明愛安老服務、香港復康會及一些私人教練等，可選擇適合自己的課程參加，機構通常都會提供水中運動的設備，例如水泡、浮板等，詳情可與服務機構查詢。

簡易對症運動表

以下是以坐、企、步行及上肢問題為分類的運動索引，可試着以自己的症狀，再對照以下索引，找出合適自己的運動。

這裏只是一些運動的建議，其實要進步得更好，身體情況亦許可下，建議嘗試書中介紹的所有運動。可能在運動途中會遇到困難，或者根本都做不到那介紹的動作，這時更需要找相熟的物理治療師，他們可以了解自己活動能力的問題，再對症下藥。

運動時應注意安全，小心跌倒。如果運動時感到不適，請立即停止，並諮詢醫護人員意見。

	表徵		運動索引
坐或企立	身體過分前傾		上背屈曲伸直，下背屈曲伸直，運動球「前後搖」
	身體過分後仰		延長軀幹，仰臥起坐，橡筋帶「坐直」
	身體側向一邊		在床上轉身，運動球「左右搖」
企立	下肢肌力不足		提肛運動、蹲下紮馬、踩橡筋
	平衡力不足		向側行，向前踏步
步行	擺動期	不能提起腳向前	蹲下紮馬，箝羊馬，向入踏步，運動球「轉上身」，運動球「拱橋」
		下肢外旋	
		腳趾踢地	
	站立期	膝關節過度後伸（鎖腳）	蹲下紮馬，箝羊馬，橡筋帶「登」直膝頭」、運動球「拱橋」
		只能以腳趾着地	伸展小腿
		踏步時小腿強烈抖動	腳尖踩橡筋
		害怕把身體重量壓向患肢	踩橡筋，健側腳踩球站立
上肢問題	提起手時，肩膊呈內旋、手肘屈曲		四點跪，二頭肌 / 三頭肌運動，橡筋帶「肩膊外旋」，橡筋帶「伸直手肘」，運動球「木板」
	手指緊閉		壓手、手指伸直、手指逐節屈伸、手指開合
	肩膊脫凹		肩胛前伸、肩胛後收、肩胛上提、肩胛下壓 橡筋帶「划艇」、橡筋帶「「墜」肩胛」

個案分享

——呂慧詩小姐

本人是一名患有先天性腦動靜脈血管畸形*(Arteriovenous malformation，簡稱AVM)的病人，現時仍在復康的路途上……

2008年8月15日，當大部分人歡天喜地注視着中國人首個舉辦的奧運會時，我的生命卻瞬間跌進一個既陌生且奇怪的狀況。

恐怖的奇遇

那天晚上，正當準備睡覺，就在起來離開書桌之際，突如其來的頭昏腦脹，致使有站不穩的強烈感覺，隨即迅速走到床上躺下，數秒鐘後，身體的右邊身無故的失控，由腳部開始抽搐至手部，心跳及呼吸也變得急速，家人見狀不對，即召喚救護車，此時，我亦進入了昏迷狀態。

醒來之時，我已是躺在一間沒有時鐘和窗戶的獨立房間之病床上，全身插滿不同的喉管，雙手牢牢的被綁在兩旁的床欄，感覺就像小人國故事裏當中的那個巨人。幸運的是此時正值探病時段，家人朋友也輪流在旁，家人亦隨即告知我，右邊身暫不能活動，過了探病時間，就交給四位護士輪流照顧，這晚還有測心跳機及呼吸機的聲音陪伴熬過這一夜。

翌日，一行為數大約二三十名醫生走進房間內，問及我的名字及知否身在何處，在正確回答過後，醫生們由眉頭深鎖，轉為報以笑容。

(此時，我完全不知道這裏是深切治療部內的獨立病房，及在數天內完成了四個不同大小的腦手術，把畸形血管切除。)

發現新奇事

隨後被安排轉到腦外科，除了於前晚醒來後，發現聲線突然變得低沉和氣弱，而沒氣力說話外；緊接便要面對一連串的問題；吞嚥困難、持續不退的發燒、低血壓、咬字不清及失眠，還要每天練習如何坐。這時在想自己發了什麼事，但醫生只是輕描淡寫跟我說，有個畸形血管爆了，不過這時神志比較渾沌，所以聽罷便沒有追問。隨後選擇了先處理三個最困擾我的項目——進食、活動和睡覺，從頭學習這些原是與生俱來的能力。

經過大概十天的時間，好不容易克服了吞嚥的困難，腳部亦開始有少許的活動，但首次嘗試站立時一分鐘都辦不到，也需要藥物的幫助才能入睡，其後再轉到復康科，開始了正式的復康訓練。增加了活動後可漸漸自然入睡，因此，聲線亦慢慢回復過來，咬字不清的情況亦因每天刻意的訓練而有所進步。不過此時又遇上了新問題，就是看電視時有頭昏腦脹的感覺，和閱讀中文時總是不能一氣呵成，完成所有多於六句句子的文章。其後利用了數個月的時間來訓練。在復康科待了個半個月後出院，再轉到復康中心；此時，亦開始了針灸治療。

一山還有一山高

過了半年一切總算應付得來，這時需要接受一個導管檢查手術，以確定之前的腦手術是否已把所有畸形血管完全切除，手術很成功，且確認之前的腦手術已成功切除所有畸形血管。可是因手術失血太多，其後久病了兩個月而誘發了癲癇症，即使藥物亦

不能使之有所紓緩，每月總有一兩次的發作，藥物的作用到時，更會打亂日常的生活，直至年尾身體一度出現失控的情況，發冷及身體左邊身的所有關節出現紅、腫、熱和痛，每當活動時都感到十分痛楚。身體最差時，左邊身的肌肉嚴重萎縮，手、腳不能完全伸直，關節與關節之間變得鬆弛，因而發出咔、咔的聲音，就連牙關也不能幸免。直至2010年1月證實患上了類風濕性關節炎，同時有貧血的情況，當時的血紅指數只有八點幾，與正常的十二有很大的距離。

谷底反彈

此時在想經歷了這麼多，還是原地踏步，只能躺在床上，心想既然如此，決定只做自己喜歡的事，放棄了針灸和服食抗癲癇症的藥物，只剩關節炎的藥物和鐵劑，細想癲癇症的誘因，好像是因肌肉繃緊和精神疲勞，還有保暖的問題。使用暖敷、伸展運動（Stretching）及在飲食方面着手，病情開始得到紓緩；期間再想出在床上做仰臥起坐及模仿自由式的踢水方法，意外的驚喜，久違了的心跳加速、血液快速地在身體內流動的感覺與汗水，首次於手術後再度呈現。就這樣又過了兩個月，開始感到身體有足夠的體能，以應付回復康中心繼續治療。

回去之時，經治療師介紹認識了另一位AVM的病人，由他與他家人口中得知更多有關這個症的知識，讓我學習到很多需要注意的地方，亦因跟他AVM所處的位置相近，所以大家所遇到的問題，可說是差不多一樣，使我感到很大的支持。

期間逐步試回之前所學的復康動作，直到年底身體各方面都尚算不錯，血紅指數亦回到正常水平，體能及精神是前所未有的

良好，正當期望治療師會否在治療上有更多的指引時，中心主任卻跟我說，已經到了平台期（Plateau）的狀態，怎樣練習也不會有很大的突破。（雖早於一年前，已有腦外科醫生跟我說過，他說即使有例子花幾年時間後康復，但只屬很少數，而以他的經驗來看，我的情況是不可能的。）與此同時，醫院所簽發的治療期，亦已近到期。這時的我只能蹣跚的走路半句鐘，手部功能還是欠奉。

努力嘗試、繼續向前

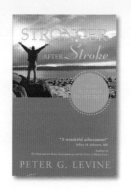

正當徬徨之際，嘗試在互聯網上尋找出路，幸運地找到一些資訊和有別於過去的復康運動。其時再遇上一位物理治療師，在他身上得到的資訊和知識，讓我大開眼界；Saebo的手部復康支架、Fitball、Theraband、盧敏銳先生的復康一百招、向後行等等，在短時間內豐富了我的復康過程。無意地再遇上一本好書——*Stronger After Stroke*，這書提及到Plateau一詞，說到這詞對於訓練專業運動員來說，只是代表現時的訓練不能使其再有突破，這時教練會改變訓練的方式，使其運動員可再創突破，同樣這個想法亦可應用於腦創傷病人身上。事實上離開了傳統的治療後，進度沒有因此減慢反之更快，最近再接觸了水療（Hydrotherapy）、器械運動（GYM）和普拉提墊上運動（Pilates Mat Exercises）等運動，這些在外國較普遍的復康運動，有助我在復康的道路上繼續向前。

這十個月的新生活，變得更有趣、更靈活，更讓我在活動功能上更勝過往的日子，同時使我找到適合自己的生活節奏；利用

互聯網的方便，不用假手於人，就辦到想做的事，大大提高了生活的質素。另外，現時已可脫離輪椅，即使上落電動扶手電梯亦沒問題，雖然手部還未能做到微細的動作，但開門、洗頭、用牙線和作為日常活上的幫手已能做到，血壓和關節炎的其中一個發炎指數也回到正常水平，自理能力亦無問題，還有開始嘗試煮食。

對我而言，沒有任何一種單一的動作或運動是特別有療效，反之，混合不同的運動，各取每項運動的重點，才是給我有如此大的進步，也讓我更了解自己的身體和體能，使練習變得更有効率，同時，也能預防因運動時帶來受傷的機會，好讓我把康復的潛能發揮到最高。

在此衷心感激家人、朋友的不離不棄，和感謝沿途曾經幫助我的人，以及主的眷顧，希望社會人士不要將中風視之為死症，讓每個病患者都可有重建自主生活的機會！

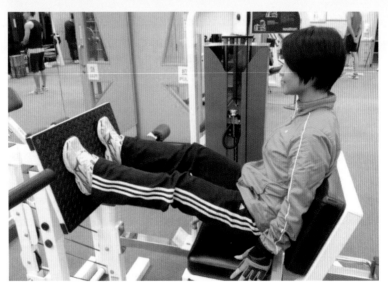

後記

「終結亦是另一個開始。」

希望你看過這本書後，懂得調節自己的心態，以運動員再闖高峰的心態去面對復康訓練，亦要抱一個開放的心態去嘗試每個動作及新的科技。

別再去理會那些「黃金期」、「平台期」了，若果你覺得書中的運動已太簡單，自己復康的進步又停下來，不用再等了，去尋找更多更新的方法吧！我相信總有一個方法可以令你再闖高峰，突破自己。

中風會令人失去活動的能力，但若果連信心、盼望都失去了，就會失去復康、求進步、甚至求生的動力。人是求生，活動是人的本能，亦因為有各種各樣的活動、技能，人生才會多姿多采，充滿意義。但願手執這本書的你，可以活得更精彩！

最後，想感謝為我撰寫《個案分享》的呂慧詩小姐！

物理治療師楊志恒
2012年

中風復康自我鍛鍊

編著
楊志恆

策劃 / 編輯
謝妙華

攝影者
Fanny

插圖者
Kelvin Chong

封面設計
任霜兒

版面設計
辛紅梅

出版者
萬里機構・萬里書店
香港鰂魚涌英皇道1065號東達中心1305室
電話:2564 7511　　傳真:2565 5539
網址:http://www.wanlibk.com

發行者
香港聯合書刊物流有限公司
香港新界大埔汀麗路36號中華商務印刷大廈3字樓
電話:2150 2100　　傳真:2407 3062
電郵:info@suplogistics.com.hk

承印者
中華商務彩色印刷有限公司

出版日期
二〇一三年四月第一次印刷

版權所有 • 不准翻印
ISBN 978-962-14-4737-1

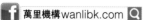
萬里機構wanlibk.com